U0273331

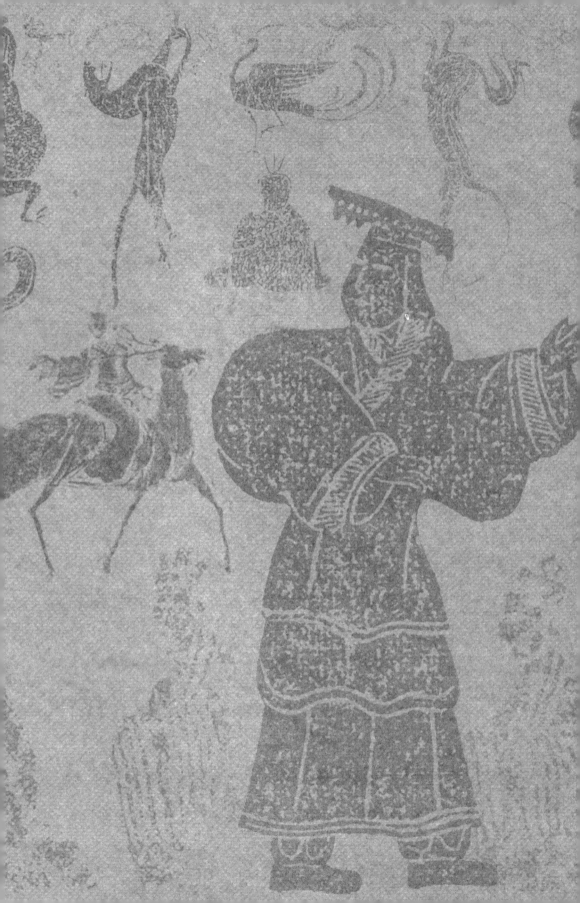

中国古医籍整理丛书

医 学 寻 源

清·郑昭　辑著

招萼华　毕丽娟　杨枝青　校注

中国中医药出版社

·北 京·

图书在版编目（CIP）数据

医学寻源/（清）郑昭辑著；招萼华，毕丽娟，杨
枝青校注．—北京：中国中医药出版社，2015.12
（中国古医籍整理丛书）
ISBN 978-7-5132-2991-3

Ⅰ.①医…　Ⅱ.①郑…　②招…　③毕…　④杨…　Ⅲ.
①中医学－临床医学－经验－中国－清代　Ⅳ.①R249.49

中国版本图书馆 CIP 数据核字（2015）第 295520 号

中 国 中 医 药 出 版 社 出 版
北京市朝阳区北三环东路 28 号易亨大厦 16 层
邮政编码　100013
传真　010 64405750
三河市鑫金马印装有限公司印刷
各地新华书店经销

*

开本 710×1000　1/16　印张 8.25　字数 43 千字
2015 年 12 月第 1 版　2015 年 12 月第 1 次印刷
书　号　ISBN 978-7-5132-2991-3

*

定价　25.00 元
网址　www.cptcm.com

国家中医药管理局
中医药古籍保护与利用能力建设项目
组织工作委员会

主 任 委 员 王国强

副 主 任 委 员 王志勇　李大宁

执 行 主 任 委 员 曹洪欣　苏钢强　王国辰　欧阳兵

执行副主任委员 李昱　武东　李秀明　张成博

委 员

各省市项目组分管领导和主要专家

（山东省）武继彪　欧阳兵　张成博　贾青顺

（江苏省）吴勉华　周仲瑛　段金廒　胡　烈

（上海市）张怀琼　季　光　严世芸　段逸山

（福建省）阮诗玮　陈立典　李灿东　纪立金

（浙江省）徐伟伟　范永升　柴可群　盛增秀

（陕西省）黄立勋　呼　燕　魏少阳　苏荣彪

（河南省）夏祖昌　刘文第　韩新峰　许敬生

（辽宁省）杨关林　康廷国　石　岩　李德新

（四川省）杨殿兴　梁繁荣　余曙光　张　毅

各项目组负责人

王振国（山东省）　王旭东（江苏省）　张如青（上海市）

李灿东（福建省）　陈勇毅（浙江省）　焦振廉（陕西省）

蔡永敏（河南省）　鞠宝兆（辽宁省）　和中浚（四川省）

项目专家组

顾　问　马继兴　张灿玾　李经纬
组　长　余瀛鳌
成　员　李致忠　钱超尘　段逸山　严世芸　鲁兆麟
　　　　郑金生　林端宜　欧阳兵　高文柱　柳长华
　　　　王振国　王旭东　崔　蒙　严季澜　黄龙祥
　　　　陈勇毅　张志清

项目办公室（组织工作委员会办公室）

主　任　王振国　王思成
副主任　王振宇　刘群峰　陈榕虎　杨振宁　朱毓梅
　　　　刘更生　华中健
成　员　陈丽娜　邱　岳　王　庆　王　鹏　王春燕
　　　　郭瑞华　宋咏梅　周　扬　范　磊　张永泰
　　　　罗海鹰　王　爽　王　捷　贺晓路　熊智波
秘　书　张丰聪

前 言

　　中医药古籍是传承中华优秀文化的重要载体，也是中医学传承数千年的知识宝库，凝聚着中华民族特有的精神价值、思维方法、生命理论和医疗经验，不仅对于传承中医学术具有重要的历史价值，更是现代中医药科技创新和学术进步的源头和根基。保护和利用好中医药古籍，是弘扬中国优秀传统文化、传承中医学术的必由之路，事关中医药事业发展全局。

　　1949 年以来，在政府的大力支持和推动下，开展了系统的中医药古籍整理研究。1958 年，国务院科学规划委员会古籍整理出版规划小组在北京成立，负责指导全国的古籍整理出版工作。1982 年，国务院古籍整理出版规划小组召开全国古籍整理出版规划会议，制定了《古籍整理出版规划（1982—1990）》，卫生部先后下达了两批 200 余种中医古籍整理任务，掀起了中医古籍整理研究的新高潮，对中医文化与学术的弘扬、传承和发展，发挥了极其重要的作用，产生了不可估量的深远影响。

　　2007 年《国务院办公厅关于进一步加强古籍保护工作的意见》明确提出进一步加强古籍整理、出版和研究利用，以及

"保护为主、抢救第一、合理利用、加强管理"的方针。2009年《国务院关于扶持和促进中医药事业发展的若干意见》指出，要"开展中医药古籍普查登记，建立综合信息数据库和珍贵古籍名录，加强整理、出版、研究和利用"。《中医药创新发展规划纲要（2006—2020）》强调继承与创新并重，推动中医药传承与创新发展。

2003～2010年，国家财政多次立项支持中国中医科学院开展针对性中医药古籍抢救保护工作，在中国中医科学院图书馆设立全国唯一的行业古籍保护中心，影印抢救濒危珍本、孤本中医古籍1640余种；整理发布《中国中医古籍总目》；遴选351种孤本收入《中医古籍孤本大全》影印出版；开展了海外中医古籍目录调研和孤本回归工作，收集了11个国家和2个地区137个图书馆的240余种书目，基本摸清流失海外的中医古籍现状，确定国内失传的中医药古籍共有220种，复制出版海外所藏中医药古籍133种。2010年，国家财政部、国家中医药管理局设立"中医药古籍保护与利用能力建设项目"，资助整理400余种中医药古籍，并着眼于加强中医药古籍保护和研究机构建设，培养中医古籍整理研究的后备人才，全面提高中医药古籍保护与利用能力。

在此，国家中医药管理局成立了中医药古籍保护和利用专家组和项目办公室，专家组负责项目指导、咨询、质量把关，项目办公室负责实施过程的统筹协调。专家组成员对古籍整理研究具有丰富的经验，有的专家从事古籍整理研究长达70余年，深知中医药古籍整理研究的重要性、艰巨性与复杂性，履行职责认真务实。专家组从书目确定、版本选择、点校、注释等各方面，为项目实施提供了强有力的专业指导。老一辈专家的学术水平和智慧，是项目成功的重要保证。项目承担单位山东中医药大学、南京中医药大学、上海中医药大学、福建中医药大学、浙江省中医药研究院、陕西省中医药研究院、河南省中医药研究院、辽宁中医药大学、成都中医药大学及所在省市中医药管理部门精心组织，充分发挥区域间互补协作的优势，并得到承担项目出版工作的中国中医药出版社大力配合，全面推进中医药古籍保护与利用网络体系的构建和人才队伍建设，使一批有志于中医学术传承与古籍整理工作的人才凝聚在一起，研究队伍日益壮大，研究水平不断提高。

本着"抢救、保护、发掘、利用"的理念，该项目重点选择近60年未曾出版的重要古医籍，综合考虑所选古籍的保护价值、学术价值和实用价值。400余种中医药古籍涵盖了医经、基础理论、诊法、伤寒金匮、温病、本草、方书、内科、外科、女科、儿科、伤科、眼科、咽喉口齿、针灸推拿、养生、医案医话医论、医史、临证综合等门类，跨越唐、宋、金元、明以迄清末。全部古籍均按照项目办公室组织完成的行业标准《中医古籍整理规范》及《中医药古籍整理细则》进行整理校注，绝大多数中医药古籍是第一次校注出版，一批孤本、稿本、抄本更是首次整理面世。对一些重要学术问题的研究成果，则集中收录于各书的"校注说明"或"校注后记"中。

"既出书又出人"是本项目追求的目标。近年来，中医药古籍整理工作形势严峻，老一辈逐渐退出，新一代普遍存在整理研究古籍的经验不足、专业思想不坚定等问题，使中医古籍整理面临人才流失严重、青黄不接的局面。通过本项目实施，搭建平台，完善机制，培养队伍，提升能力，经过近5年的建设，锻炼了一批优秀人才，老中青三代齐聚一堂，有效地稳定了研究队伍，为中医药古籍整理工作的开展和中医文化与学术的传承提供必备的知识和人才储备。

本项目的实施与《中国古医籍整理丛书》的出版，对于加强中医药古籍文献研究队伍建设、建立古籍研究平台，提高古籍整理水平均具有积极的推动作用，对弘扬我国优秀传统文化，推进中医药继承创新，进一步发挥中医药服务民众的养生保健与防病治病作用将产生深远影响。

第九届、第十届全国人大常委会副委员长许嘉璐先生，国家卫生计生委副主任、国家中医药管理局局长、中华中医药学会会长王国强先生，我国著名医史文献专家、中国中医科学院马继兴先生在百忙之中为丛书作序，我们深表敬意和感谢。

由于参与校注整理工作的人员较多，水平不一，诸多方面尚未臻完善，希望专家、读者不吝赐教。

国家中医药管理局中医药古籍保护与利用能力建设项目办公室
二〇一四年十二月

许 序

"中医"之名立，迄今不逾百年，所以冠以"中"字者，以别于"洋"与"西"也。慎思之，明辨之，斯名之出，无奈耳，或亦时人不甘泯没而特标其犹在之举也。

前此，祖传医术（今世方称为"学"）绵延数千载，救民无数；华夏屡遭时疫，皆仰之以度困厄。中华民族之未如印第安遭染殖民者所携疾病而族灭者，中医之功也。

医兴则国兴，国强则医强。百年运衰，岂但国土肢解，五千年文明亦不得全，非遭泯灭，即蒙冤扭曲。西方医学以其捷便速效，始则为传教之利器，继则以"科学"之冕畅行于中华。中医虽为内外所夹击，斥之为蒙昧，为伪医，然四亿同胞衣食不保，得获西医之益者甚寡，中医犹为人民之所赖。虽然，中国医学日益陵替，乃不可免，势使之然也。呜呼！覆巢之下安有完卵？

嗣后，国家新生，中医旋即得以重振，与西医并举，探寻结合之路。今也，中华诸多文化，自民俗、礼仪、工艺、戏曲、历史、文学，以至伦理、信仰，皆渐复起，中国医学之兴乃属必然。

迄今中医犹为国家医疗系统之辅，城市尤甚。何哉？盖一则西医赖声、光、电技术而于 20 世纪发展极速，中医则难见其进。二则国人惊羡西医之"立竿见影"，遂以为其事事胜于中医。然西医已自觉将入绝境：其若干医法正负效应相若，甚或负远逾于正；研究医理者，渐知人乃一整体，心、身非如中世纪所认定为二对立物，且人体亦非宇宙之中心，仅为其一小单位，与宇宙万象万物息息相关。认识至此，其已向中国医学之理念"靠拢"矣，虽彼未必知中国医学何如也。唯其不知中国医理何如，纯由其实践而有所悟，益以证中国之认识人体不为伪，亦不为玄虚。然国人知此趋向者，几人？

国医欲再现宋明清高峰，成国中主流医学，则一须继承，一须创新。继承则必深研原典，激清汰浊，复吸纳西医及我藏、蒙、维、回、苗、彝诸民族医术之精华；创新之道，在于今之科技，既用其器，亦参照其道，反思己之医理，审问之，笃行之，深化之，普之，于普及中认知人体及环境古今之异，以建成当代国医理论。欲达于斯境，或需百年欤？予恐西医既已醒悟，若加力吸收中医精粹，促中医西医深度结合，形成 21 世纪之新医学，届时"制高点"将在何方？国人于此转折之机，能不忧虑而奋力乎？

予所谓深研之原典，非指一二习见之书、千古权威之作；就医界整体言之，所传所承自应为医籍之全部。盖后世名医所著，乃其秉诸前人所述，总结终生行医用药经验所得，自当已成今世、后世之要籍。

盛世修典，信然。盖典籍得修，方可言传言承。虽前此 50 余载已启医籍整理、出版之役，惜旋即中辍。阅 20 载再兴整理、出版之潮，世所罕见之要籍千余部陆续问世，洋洋大观。

今复有"中医药古籍保护与利用能力建设"之工程，集九省市专家，历经五载，董理出版自唐迄清医籍，都400余种，凡中医之基础医理、伤寒、温病及各科诊治、医案医话、推拿本草，俱涵盖之。

噫！璐既知此，能不胜其悦乎？汇集刻印医籍，自古有之，然孰与今世之盛且精也！自今而后，中国医家及患者，得览斯典，当于前人益敬而畏之矣。中华民族之屡经灾难而益蕃，乃至未来之永续，端赖之也，自今以往岂可不后出转精乎？典籍既蜂出矣，余则有望于来者。

谨序。

第九届、十届全国人大常委会副委员长

许嘉璐

二〇一四年冬

马 序

新中国成立以来，党和国家高度重视中医药事业发展，重视古籍的保护、整理和研究工作。自1958年始，国务院先后成立了三届古籍整理出版规划小组，分别由齐燕铭、李一氓、匡亚明担任组长，主持制订了《整理和出版古籍十年规划（1962—1972）》《古籍整理出版规划（1982—1990）》《中国古籍整理出版十年规划和"八五"计划（1991—2000）》等，而第三次规划中医药古籍整理即纳入其中。1982年9月，卫生部下发《1982—1990年中医古籍整理出版规划》，1983年1月，中医古籍整理出版办公室正式成立，保证了中医古籍整理出版规划的实施。2002年2月，《国家古籍整理出版"十五"（2001—2005）重点规划》经新闻出版署和全国古籍整理出版规划领导小组批准，颁布实施。其后，又陆续制定了国家古籍整理出版"十一五"和"十二五"重点规划。国家财政多次立项支持中国中医科学院开展针对性中医药古籍抢救保护工作，文化部在中国中医科学院图书馆专门设立全国唯一的行业古籍保护中心，国家先后投入中医药古籍保护专项经费超过3000万元，影印抢救濒危珍、善、孤本中医古籍 1640 余种，开展了海外中医古籍目录调研和孤本回归工作。2010 年，国家财政部、国家中医药管理局安排国家公共卫生专项资金，设立了"中医药古籍保护与利用能力建设项目"，这是继 1982～1986 年第一批、第二批重要中医药古籍整理之后的又一次大规模古籍整理工程，重点整理新中国成立后未曾出版的重要古籍，目标是形成并普及规范的通行本、传世本。

为保证项目的顺利实施，项目组特别成立了专家组，承担咨询和技术指导，以及古籍出版之前的审定工作。专家组中的许多成员虽逾古稀之年，但老骥伏枥，孜孜不倦，不仅对项目进行宏观指导和质量把关，更重要的是通过古籍整理，以老带新，言传身教，培养一批中医药古籍整理研究的后备人才，促进了中医药古籍保护和研究机构建设，全面提升了我国中医药古籍保护与利用能力。

作为项目组顾问之一，我深感中医药古籍保护、抢救与整理工作的重要性和紧迫性，也深知传承中医药古籍整理经验任重而道远。令人欣慰的是，在项目实施过程中，我看到了老中青三代的紧密衔接，看到了大家的坚持和努力，看到了年轻一代的成长。相信中医药古籍整理工作的将来会越来越好，中医药学的发展会越来越好。

欣喜之余，以是为序。

中国中医科学院研究员

马继兴

二〇一四年十二月

校注说明

郑昭，字旋宫，清嘉庆、道光年间江右抚金（今江西省抚州市金溪县）人，约生于 1779 年，卒年不详，曾任参军一职。郑氏历经青年至中年染疾、过服伐药、他医无效、自调复原后，感悟医理，"博辑群书，编成一帙，间附管见，名曰《医学寻源》"。书中内容以辑录《类经附翼》《类经图翼》为主。郑氏倡导固护阳气，对姜、附等温阳固护元气之药多有发挥。

该书现藏于中国中医科学院图书馆、北京中医药大学图书馆、中华医学会上海分会图书馆，均为道光四年（1824）家刻本。另上海中医药大学图书馆藏有抄本，系以道光四年家刻本为底本。本次校注以道光四年家刻本为底本，明代张介宾《类经图翼》《类经附翼》为他校本。

此次校注具体校注原则如下：

1. 采用简体字横排，用新式标点，对原文进行重新句读。

2. 凡底本中因刻写致误的明显错别字，予以径改，不出校。

3. 底本中的异体字、古字、俗写字，统一以规范字律齐，不出校。通假字一律保留，并出校记说明。文中避讳字，一律改回原字，不出校。

4. 一些名词术语，与现在通行者不同，予以径改，不出校记。

5. 对个别冷僻字词加以注音和解释。

6. 凡校注中所引用文献，原则上书名均用全称。

7. 原书目录前有"江右抚金旋宫氏郑昭辑，同术外弟米家骅参订"字样，今一并删去。

8. 原书中"症""证"混用，难以按现在中医书中概念逐一区分，所以不影响愿意的，一般不改不注。

序

医之为道难言哉！古之医以活人，今之医以误人；古之医以图名，今之医以图利。使其果可以活人，何必不利？既利矣，何必不名？此名利两得之术也。古之为医者，知人受疾之浅深而决其可为不可为，百不失一焉。若扁鹊之于齐桓侯、虢太子是也。人之疾有在腠理者，有在血脉者，有在肠胃者，有在骨髓者，唯医之良者能辨之。今之医大都皆误人者也。在腠理者误以为在血脉肠胃，在骨髓者误以为在肠胃腠理。不知其受疾之浅深，而鲁莽以试，其术虽有千金之利，彼不得而取之，遑问①名哉？间有知其一二者，往往利令智昏，或用药轻重失宜，或求效急遽无序，卒②之名利两失，其误与不知者等。甚至有剿③取前人成方据为己有，自炫以欺世者；又有不知医学端绪，分离乖割④，自鬻⑤以售世者。究其所以，无非为利起见，此医之所以难言也。郑参军⑥旋宫辑《医学寻源》一部，意在救世，不取其资。余于医书未尝从事，第⑦观其门分类别井井有条，提要纂言源源有本，辞约而达，指⑧简而明，与世之自炫自鬻

---

① 遑（huáng 黄）问：闲遐。
② 卒：终于。
③ 剿（chāo 超）：抄取。
④ 乖割：阻隔。
⑤ 鬻（yù 驭）：卖。
⑥ 参军：官名。中国古代诸王及将帅的幕僚。
⑦ 第：但，但是。
⑧ 指：意思。

者异矣。若然，则参军不得其利，有不得其名者乎？书成，介①王生福成求序于余。余喜其志在活人，不孳孳为利，故序之。

道光四年岁在甲申孟春月拣选②文林郎③
金溪县儒学正堂④年愚弟云门项鉴撰

---

① 介：从中引见的人，介绍人。
② 拣选：清代官制用语，谓在官员中选择任用。
③ 文林郎：古代的一种散官名。清代为正七品。
④ 儒学正堂：明清时代县设"县儒学"，是一县之最高教育机关，内设教谕一人。教谕为正式之官，即正堂。

序

　　且夫事之奇以见人之奇，即以见天之奇；而天之奇以成事之奇，即以成人之奇。吾姊丈郑君旋宫者，殆①一世之奇人与。少治家事即井井有条，亦因亦创，每以盘错而显利器，其才奇；强岁②忽遭不造③，枯杨之荑④，瓜绵方兆⑤，其遇奇；遘⑥重疾，人视之若疑其伪，医之转难其瘳，其症奇；服姜附近十载，日常二剂，比于饭食，虽岁首年终不辍，其饮药奇；精神倍于少时，日中肆应⑦不倦，其见效奇；一于补阳，而异说不为乱，疑似不为淆，其笃信奇；向病屡濒于危，医之明通者咸束手焉，而乃自出心裁，自参造化，起死更生，虽古之和缓无以过，其天诱其衷⑧奇。谚云：良医不自医。而君之疾非自医不能如是之专，不能如是之一，亦必不能如是之吉，而臧⑨其事之假手⑩奇。今阅所著《医学寻源》一编，多发未发之覆⑪，以少许足胜多许，其晰理尤奇。要之，奇者莫见其奇，惟文以传之而奇，

---

　　① 殆：近乎，几乎。

　　② 强岁：犹壮年。

　　③ 不造：不幸。《诗·周颂·闵予小子》："闵予小子，遭家不造。"

　　④ 枯杨之荑（tí题）：枯萎的杨树又长出了嫩芽，比喻绝处逢生。

　　⑤ 瓜绵方兆：喻子孙昌盛的预兆。

　　⑥ 遘（gòu构）：遭遇。

　　⑦ 肆应：善于应付各种事情。

　　⑧ 天诱其衷：指上天开导其心意。《左传·僖公二十八年》："天祸卫国，君臣不协，以及此忧也。今天诱其衷，使皆降心以相从也。"

　　⑨ 臧（zāng赃）：认为好，称许。

　　⑩ 假手：本指借助于他人之手达到自己的目的，此处指自己。

　　⑪ 覆：隐藏的含义。

乃长留不朽。然则人之奇、事之奇、天之奇，适以成斯序之奇也已。

愚内弟王芑丰谨序

自 叙

予何敢言医也，聊自保其身耳。年十五父命辍读，俾督理家务尔。时兄长学业将成，予不忍纷扰其心，虽事一埤益①，我曾不惮烦。年二十三偶沾时症，过服剥削之药②，病愈未得培补，以致元气亏损。年三十四双亲继背③，尝叹为子不能知医，终天之恨，痛曷④可言。服阕⑤，兄弟析爨⑥，而命运迍邅⑦，不堪回溯。媳亡儿夭，大都为庸医所误。虽曰天命，岂非人事哉！悲伤之余，患一弱症，延医多方，诊视皆曰阴亏，所服之药非纯阴即苦寒，病转剧，医皆束手无策，予亦自谓无生理⑧矣。幸得病之初，以医书为缘，日息揣摩，颇悟其理，方知前医用药之非，乃自为调治，爰⑨及两载始得复原。向非⑩肱经三折，其不至用药之乖方⑪也几希⑫矣。用是⑬，博辑群书，

---

① 埤（pí 皮）益：谓大大增加。
② 剥削之药：祛邪攻伐之类的药物。
③ 继背：相继去世。背，离开，引申为去世。
④ 曷：怎么。
⑤ 服阕：守丧期满除服。阕，终了。
⑥ 析爨（cuàn 窜）：分立炉灶，指分家。爨，灶。
⑦ 迍邅（zhūnzhān 谆詹）：处境不利。迍，困顿，境地艰难。邅，徘徊不前进。
⑧ 生理：生存的希望。
⑨ 爰：于是。
⑩ 向非：假若不是。
⑪ 乖方：失当。
⑫ 几希：不多，一丁点。
⑬ 用是：因此。

编成一帙①，间附管见，名曰《医学寻源》。质诸高明，谬相引重，劝付梨枣②，以公同好。夫医理精微，岂能窥其万一？第念得之甚劳，惧其久而散佚，聊述所闻以备遗忘云耳。如谓足以利济，则吾岂敢。

时道光四年岁在甲申孟夏之吉③抚金④

旋宫氏郑昭题于百源山墅

---

① 帙：量词。多用于装套的线装书。

② 梨枣：旧时刻书多用梨木、枣木，古代称书版，引申为刊印。

③ 孟夏之吉：孟夏，夏季的第一个月，即农历四月。吉，每月初一。孟夏之吉，农历四月初一。

④ 抚金：指江西抚州金溪县。

目 录

卷 上

内 景 图

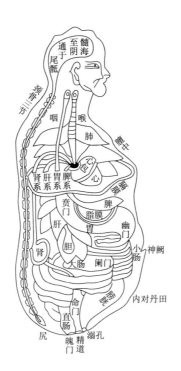

心系七节，七节之傍，中有小心，以肾系十四椎下，由下而上，亦七节也。

旧图有精道循脊背，过肛门者，甚属非理，而且无子宫、命门之象，皆大失也，今改正之。

内景真传图说

脑者髓之海，诸髓皆属于脑，故上至脑，下至尾骶，髓则肾主之。髓海有余轻劲多力，不足脑转耳鸣。

膻中者，名气海，在两乳间，气所居焉，能分布阴阳。气之生源，命之主也，故为人父母者，不可损也。气海有余，气满胸中，面赤，气少不足以言。

膈膜者在心肺之下，肝肾之上，贴于脊膈间，周围遮幔，如幕下垂，以蔽浊气不至上熏心肺。

胃者，水谷之海，饮食入胃，由脾运化而传送大小肠，故经曰：胃阳弱而百病生，脾阴足而万邪息。水谷之海有余则腹胀满，不足则饥不受谷食。

幽门者幽微隐秘之深处，水谷由此传入小肠，下至阑门，乃秘清别浊而传入大肠，清渗于膀胱而通脏腑焉。

人之一身，脏腑经络、百骸九窍尽皆贯通，故外有感伤，内有传变，今绘小图，以便熟玩。

冲脉为血之海，起于胞中。血海有余，视物觉似其大，不足似其小。胞中，即关元穴也，为经络之海。

内景真传说

前贤于人身之经络部分，重见叠出，而于内景则略之。华佗虽有内照图，然亦有难辨而未悉者，余故考而分别之。前自气管以下联络皆脏也，后自食管以下联络皆腑也。口之上下谓之唇，名曰飞门，言其动运开张如物之飞也。口内居者为舌，舌乃心之苗，其舌本又属脾肾二经。舌下有二隐窍，名曰廉泉，动而津液涌出，下通于肾。如肾水枯涸，津液不能上潮，则口干燥矣。其上下齿牙为户门，虽属手足阳明二经，而其本又属于肾，以其肾主骨也，故曰齿乃骨之余。其喉间如小舌之垂下者，名曰悬雍，乃发生之机也。再下又有会厌，居吸门之上，其大如钱，为声音之关，薄而易起，音快而便，厚而迟起，音慢而重。项前硬骨谓之喉咙，主气。经曰：喉以候气，即肺管也。管有十二节，长七寸，下连于肺。经曰：肺为相傅之官，形如华盖，六叶两耳，上有二十四孔，主藏魄。心居肺下，形如未开莲花，其位居中而前。经曰：心为君主之官，上有七窍三毛，主藏神，周旁有脂膜裹之，是为心包络。近下另有膈膜一层，周围张大，贴连胸脊之前后，以遮膈下之浊气，不使上熏心肺也。其膈膜之上，谓之膻中。经曰：膻中为气之海，乃清气所居之地，而为上焦，主持呼吸而条贯百脉者也。心发四系。一系上连于肺。一系从左透膈膜而下通于肝，肝如春木甲拆之象。经曰：肝为将军之官，主藏魂。肝凡七叶，而胆附于肝之短叶，胆为清净之腑，有上口而无下口，又谓之青肠。一系从右透膈膜而下通于脾，脾如马蹄，掩于太仓之上，太仓即胃也。经曰：脾胃为仓廪之官，主磨水谷，其位居中，主藏意。一系透膈膜循脊直下而通于肾，肾有二枚，形如豇豆，色紫黑，后背脊第十四节两旁膂筋间。经曰：肾为作强之官，主藏精与志，左一枚阴水居焉，右一枚相火居焉，其正中谓之命门。经曰：七节之旁而有小心者是也，乃人身立命之根本，此言五脏皆统而相连者也。喉咙后管，名曰咽门，咽以咽物也。咽下为胃管，长一尺三寸，下连贲门，即胃之上口也，下以透膈，乃太仓胃也。胃又谓之黄肠，与脾相为表里，脾为运化之原，胃为藏纳之腑，主腐熟水谷，合变化乃为中焦。胃之下口为幽门，谓幽微隐秘之处，水谷由此而传入小肠，小肠承受化物。经曰：小肠为受盛之官，化物出焉，又谓之赤肠，其下口谓之阑门，谓阑住水谷，秘清别浊而分入大肠、膀胱也。其秘之清者，前以渗入膀胱，膀胱与小肠脂膜相连，无上口而有下口，小肠秘之清者，从而渗入之，其中空虚，善受湿气，故津液藏而化为溺。经曰：膀胱为州都之官，气化则能出矣，又谓之黑肠，下口有管直透前阴而溺出焉。其秘之浊者，后以转入大肠而为粪，大肠积叠十六曲，故又名为回肠，又名为白肠。二脏咸禀下焦决渎之气，传导秽滓，从直肠而出肛门。直肠在肛门之上，长七寸。肛门又名魄门，人死，魄从此而去，此言六腑皆统而相连者也。

天气通于肺，地气通于嗌，风气通于肝，雷气通于心，谷气通于脾，雨气通于肾。六经为川，肠胃为海，九窍为水注之气。天气，清气也，谓呼吸之气也。地气，浊气也，谓饮食之气。清气通于五脏，由喉而先入肺；浊气通于六腑，由嗌而先入胃。嗌，咽也。六经者，三阴三阳也，周流气血，故为人之川。肠胃者，盛受水谷，故为人之海。九窍目之泪、口之津、鼻之涕、耳之湿、二阴之尿秽皆是也。湿即水气所致，气至水必至，水至气必至，故言水注之气。上焦贵乎畅，中焦贵乎运，下焦贵乎决。决，断也。

《内经①》五脏六腑十二官论

心者，君主之官，神明出焉。肺者，相傅之官，治节出焉。肝者，将军之官，谋虑出焉。胆者，中正之官，决断出焉。膻中者，臣使之官，喜乐出焉。脾胃者，仓廪之官，五味出焉。大肠者，传导之官，变化出焉。小肠者，受盛之官，化物出焉。肾者，作强之官，伎巧出焉。三焦者，决渎之官，水道出焉。膀胱者，州都之官，津液藏焉，气化则能出矣。凡此十二官者

---

① 内经：目录中无"内经"二字。

不得相失，失则为病，故曰主明则下安，主不明则十二官危。

脏腑十二时流注歌

肺寅大卯胃辰经，脾巳午心小未中，申膀酉肾戌包络，亥三子胆丑肝通。

五脏生成喜恶色味之图

心生血，肝藏血，脾统血，肺摄血，肾纳血气，血借气行。诸火统于心，诸风统于肝，诸气统于肺，诸湿统于脾，诸寒统于肾。寒则真气不周。肾主五液，化为五湿，本经为唾，入肝为泪，入心为汗，入肺为涕，入脾为痰。脾为生痰之源，肺为贮痰之器。

肝脏

乙 木 也

怒伤肝，惊伤胆，久视伤目，久行伤筋。为阳中之少阳。肝积名肥气，如覆杯，在左胁下。肝虚见白衣鬼。肝心痛，色苍苍，如死状，终日不得休息。通于春气，故

颜色青，成于八，其臭为臊，脉浮涩短逆，也为甲木

味本酸，生于三，其声为呼，脉弦长顺，中正之官

旺于春，又藏血，其充在筋，虚梦细草，经为之腑

为风木，其藏魂，其华在爪，实梦山林，将军之官

司震位，其恶风，开窍于目，足少阳胆

属东方，其喜麦麻，液化为泪，足厥阴经

心脏

丁 火 也

喜伤心，久视伤心，久听伤心，久思伤心。属阳脏，故为阳中之太阳。心积名伏梁，如手臂在脐上。心虚见黑衣鬼。赤泄属小肠。通于夏气，

颜色赤，成于七，其臭为焦，脉沉细逆，也为丙火

味本苦，生于二，其声为言，脉洪大顺，受盛之官

旺于夏，主生血，其充在血，虚梦烟火，肠为之腑

为君火，其藏神，其华在貌，实梦惊怪，君主之官

司离位，其恶热，开窍于舌，手少阴经

属南方，其喜苦，液化为汗，手太阳小

脾胃寒邪所蔽，假热也，不可不辨。

高而歌，或素日不食，皆其素不能也。属脾阴不足，真阳盛也。伤寒家亦有此症，由胃阳盛，主癫狂病，弃衣而走，登

胃心痛，腹胀胸满，或蛔结痛甚。黄泄属胃，黑泄属脾。脾心痛，痛如针刺。脾积名痞气，在胃脘。脾虚见青衣鬼。

思伤脾，久坐伤肉，久卧伤脾。通于土气，故为阴中之太阴，又名至阴。脾

脾脏

己　土　也

颜色黄	成于十	其臭为香	脉弦长逆
味本甘	生于五	其声为歌	脉缓慢顺
旺于四季	其主肉	其充肌肤	虚梦争食
为湿土	其藏意	其华在唇	实梦歌乐
属中州	其恶湿	开窍于口	仓廪之官
司坤位	其喜粱	液化为涎	足太阴经

也为戊土　水谷之海　经为之腑　足阳明胃

忧伤肺，久卧，久言伤气。通于秋气，而居阳分，故为阳中之太阴。肺

肺积名息贲，如覆杯，在右胁下。肺虚见赤衣鬼。白泄属大肠。肺

心痛，卧若伏龟。绕脐痛，大肠痛也。

肺脏

辛　金　也

颜色白	成于九	其臭为腥	脉洪大逆
味本辛	生于四	其声为哭	浮涩短顺
旺于秋	其主气	其充在皮	虚梦田水
为燥金	其藏魄	其华在毛	实梦兵戈
属兑位	其恶寒	开窍于鼻	相傅之官
司西方	其喜稻	液化为涕	手太阴经

也为庚金　传道之官　肠为之腑　手阳明大

右肾相火也。其方位、色味、喜恶、生成俱与左肾同。恐伤肾，

久立伤肾。通于冬气，故为阴中之少阴。肾积名贲豚，在于小

肠，上至心下，奔走无时。肾虚见黄衣鬼。夜半后及寅卯时泄，

肾心痛，悲惧相控。

肾脏

癸　水　也

颜色黑	成于六	其臭为腐	脉缓慢逆
味本咸	生于一	其声为呻	脉沉滑顺
旺于冬	其主骨	其充在髓	虚梦涉水
为寒水	其藏志	其华在发	实梦腰重
属北方	其恶燥	开窍于耳	作强之官
司坎位	其喜豆	液化为唾	足少阴经

也为壬水　州都之官　胱为之腑　足太阳膀

五脏所合所荣所主五味所宜所伤之病

心之合脉也，其荣色也，顺视鸡冠色，凶看瘀血凝，其主肾也。肺之合皮也，其荣毛也，猪膏凝者吉，枯骨命难痊，其主心也。肝之合筋也，其荣爪也，翠羽身将吉，颜同枯草死，其主肺也。脾之合肉也，其荣唇也，藏意色黄敦①，其主肝也。肾之合骨也，其荣发也，色同乌羽吉，形如炭煤危，其主脾也。是故多食咸，则脉凝泣而变色；多食苦，则皮槁而毛拔；多食辛，则筋急而爪枯；多食酸，则肉胝胎而唇揭；多食甘，则骨痛而发落。此五味之所伤也。故心欲苦，肺欲辛，肝欲酸，脾欲甘，肾欲咸，此五味之所合五脏之气也。五脏皆内实，主藏精而不泻；六腑皆中虚，主化物而不藏。惟胆以中虚属腑，然藏而不泻，又类乎脏，故足少阳为半表半里之经。

寸关尺三部诊候脉法

《脉要精微篇》曰：尺内两傍，则季胁也。尺外以候肾②，尺里以候腹。中附上，左外以候肝，内以候膈；右外以候胃，内以候脾。上附上，右外以候肺，内以候胸中；左外以候心，内以候膻中，前以候前，后以候后。上竟上者，胸喉中事也；下竟下者，少腹腰股膝胫中事也。

三部九候脉法

《三部九候论》：帝曰：愿闻天地之至数③，合于人形，血

---

① 藏意色黄敦：脾主藏意，黄乃土之色，敦厚乃土之性。
② 肾：郭霭春校本《素问·脉要精微论》作"背"，与腹相对，义胜。
③ 至数：极其精深微妙的道理或事理。

气通，决死生，为之奈何？岐伯曰：天地之至数，始于一，终于九焉。一者天，二者地，三者人，因而三之，三三为九，以应九野，故人有三部，部有三候，以决死生，以处①百部②，以调虚实，而除邪疾。帝曰：何谓三部？曰：有下部，有中部，有上部，部各有三候，三候者，有天有地有人也。上部天，两额之动脉；上部地，两颊之动脉；上部人，耳前之动脉。中部天，手太阴也；中部地，手阳明也；中部人，手少阴也。下部天，足厥阴也；下部地，足少阴也；下部人，足太阴也。故下部之候，天以候肝，地以候肾，人以候脾胃之气。中部之候，天以候肺，地以候胸③之气，人以候心。上部之候，天以候头角之气，地以候口齿之气，人以候两耳④之气。帝曰：以候奈何？岐伯曰：必先度其形之肥瘦，以调其气之虚实，实则泻之，虚则补之。

诊脉三要

滑伯仁曰：诊脉之要有三：一曰举，二曰按，三曰寻。轻手得之曰举，重手取之曰按，不轻不重，委曲求之曰寻。初持脉轻手候之，脉见皮毛之间者，阳也，腑也，亦心肺之应也。重手按之，脉伏于肉下者，阴也，脏也，亦肝肾之应也。不轻不重而取之，其脉应乎血肉之间者，阴阳相适中和之应，脾胃之候也。若浮中沉之不见，则委曲而求之，若隐若见，则阴阳

---

① 处："断"之意。
② 部：郭校本《素问·三部九候论》作"病"。
③ 胸：郭校本《素问·三部九候论》作"胸中"。
④ 两耳：郭校本《素问·三部九候论》作"耳目"。

伏匿之脉也①。六脉皆然，今一一细陈之，庶使学者无遗蕴焉。

脉察六字

经曰：上、下、来、去、至、止六字，为脉之神机也。不明六字，则阴阳虚实不别也。上者为阳，下者为阴，来者为阳，去者为阴，至者为阳，止者为阴。上者自尺部上于寸口，阳生于阴也。下者自寸口下于尺部，阴生于阳也。来者自骨肉之分而出于皮毛之际，气之升也。去者自皮肤之际而还于骨肉之分，气之降也。应曰至，息曰止也②。

反关脉

反关脉者，不行于寸口，由肺列缺穴，斜刺臂侧，入大肠阳溪穴而上食指，故名反关。有一手反关，有两手反关。此得于有生之初，非病脉也。其三部定位，九候浅深，与平常应见寸口无异。《脉经》谓之弟乘兄位，故崔紫虚③四字脉歌曰：平人无脉，移于外络，兄位弟乘，阳溪列缺，此脉千百人中仅一耳。

无脉候

夫无脉之候，所因不一。久病无脉，气绝者死。暴病无脉，气郁可治。伤寒风痛，痰积经闭，忧惊折伤，关格吐利，运气不应，斯皆无忌。

① 滑伯仁曰……之脉也：语本元代滑寿《诊家枢要·诊脉之道》。
② 经曰……息曰止也：语本元代滑寿《诊家枢要·诊脉之道》。
③ 崔紫虚：崔嘉彦，号紫虚真人，宋徽宗时道士，精医术。撰有《脉诀》，又名《脉诀四言举要》。

九候虽调肌肉大脱者不治

此岐伯欲人以脉合形也。盖形肉者脾所主也，脾为中土，土者万物之母。观其形肉脱，则脾坏于内，而根本丧矣。即使九候虽调，犹未免于死也。形可以忽视乎哉脾不主时，寄于四季之末，以四时各长四脏，木非土不长，火非土不荣，金非土不生，水非土不蓄。

诊脉赋

欲测病兮死生，须详脉兮有灵。左辨心肝之理，右察脾肺之情。此为寸关所主，肾即两尺分并。三部五脏易识，七诊九候难明。昼夜循环，荣卫须有定数；男女长幼，大小各有殊形。复有节气不同，须知春夏秋冬。建寅卯月兮木旺，脉弦长以相从。当其巳午，心大而洪。脾属四季，迟缓为宗。申酉是金为肺，微浮短涩宜逢。月临亥子，是乃肾家之旺，得其沉细而滑，各为平脉之容。既平脉之不衰，反见鬼兮命危。儿扶母兮瘥速，母抑子兮退迟。得妻不同一治，生死仍须各推。假如春得肺脉为鬼，得心脉乃是肝儿，肾为其母，脾则为妻。春得脾而莫疗，冬得心而不治，夏得肺而难瘥，秋得肝亦何疑。此乃论四时休旺之理，明五行生克之义。举一隅而为例，则三隅而可知也。

诊脉入式歌

左心膻中肝胆肾，右肺胸中脾胃命。女人面北受气看，寸关尺部同断病。心与膻中居左寸，肝胆同归左关定。肾居尺脉合膀胱，小肠亦在此部询。肺与胸中居右寸，脾胃脉从关里认。

右尺命门并大肠，用心仔细须寻趁。若诊他脉覆手取，要自看时仰手认。三部须教指下明，九候了然心里印。大肠与肺为传送，心与小肠为受盛。脾胃相通五谷消，膀胱肾合为津液。三焦位居上下中，自在胸腹皆相应。肝胆同为精液腑，能通眼目为清净。智者能调五脏和，自然察认诸家病。掌后高骨号为关，骨下关脉形宛然。次第推排三部脉，配合天地人三元。关前为阳名寸口，关后为阴名尺泽。关前关后别阴阳，察脉根源应不忒。一息四至号平和，更加一至亦无疴。三迟二败冷危困，六数七极热生多。八脱九死十归墓，十一十二绝魂嗟。一息一至着床害，两息一至死非怪。迟冷数热古今传，难经越度分明载。热积生风冷生气，用心指下叮咛记。春弦夏洪秋似毛，冬石依经分节气。阿阿缓若春杨柳，此是脾家居四季。在意专心察细微，灵机晓解通元记。浮芤滑实弦紧洪，名为七表属阳宫。微沉缓涩迟并伏，濡弱为阴入里同。长短虚细促动结，代革同归九道中。更有数牢散三脉，二十七脉名须穷。血荣气卫定息数，一万三千五百通。昼夜八百一十丈，呼吸定息六寸行。十二经络周流遍，一十六丈二尺零。浮风芤血滑多痰，实热弦劳紧痛间。洪热微寒脐下积，沉因气痛缓皮顽。涩则伤精阴血败，又闻迟冷伏格关。濡多自汗偏宜老，弱脉精虚骨体酸。长则气理短则病，细为气乏代衰然。促为热极结为积，虚惊动脱血频来。数则心烦大病进，革为精漏血虚寒。牢坚里急心腹痛，散似杨花气不全。按平弦而若紧，欲识涩而似微。浮芤其状相反，沉伏殊途同归。洪与实而形同仿佛，濡与弱而性带依稀。滑动体殊不一，革牢按之似疑。缓比迟之小快，结促指下疾迟。虚散薄而无力，代则歇而中止。先辨此情，后论其理。更复通于药性，然后可以为医。既已明其诸脉，须知疾之所有。寸脉急而头痛，弦为心下之咎。紧是肚痛之征，缓即皮顽之候。微微冷入胸中，数数热居胃口。滑主痰多，涩而血少。胸连胁满，只为洪滑而莫差；项引背痛，多缘沉紧而不谬。更过关中，浮缓不餐。紧牢痛满，喘急难痉。弱以数兮，胃之虚热；弦以滑兮，胃之食痰。微涩心下胀满，沉兮膈上吞酸。弱即宜为虚视，沉实须作食看。下肿缘濡，女萎散①疗之在急。水症因伏，牵牛汤②泻则令安。尔乃尺中脉滑，定知女经之不调。男子遇此之候，必主小腹难消。伏脉谷兮不化，微即腹痛无谬。数缘内热便壅，迟是寒于下焦。胃冷呕逆涩候，腹胀阴疝弦牢。紧则痛居其腹，沉乃疾在其腰。濡数浮芤皆上，小便赤涩。细详如此之候，何处能逃。若问女子何因，尺中不绝胎脉。方具太阴洪而女孕，太阳大是男娠。若遇俱洪而当双产，此法推之其验若神。月数断之，各依其部。假令中冲者动，此乃将及九旬。患者欲知生死，须详脉之动止。弹石劈劈而又急。解索散散而无聚。雀啄顿木而又住。屋漏将绝而复起。虾游冉冉，而进退难寻。鱼翔澄澄，而迟鱼掉尾。釜沸之脉涌如羹。一占此脉旦夕死③。嗟乎，遇此之候，定不能起，总有丸丹，天命而已。复有困重沉沉，声音劣劣。寸关虽无，尺犹不绝。往来息均，踝中不歇。如此之流，何忧殒灭。经文具载，树无叶而有根。人困如斯，垂死乃当更治。中冲应足阳明胃经，少冲应手太阳小肠，太冲应手阳明大肠，中冲主三四个月，少冲主五六个月，太冲主七八个月。

---

① 女萎散：方名，具体组成不详。

② 牵牛汤：见于《圣济总录·卷七十九·水肿门》。

③ 弹石劈劈…旦夕死：此为七怪脉，又名七死脉。危重病出现的特殊脉象，即弹石脉、解索脉、雀啄脉、屋漏脉、虾游脉、鱼翔脉、釜沸脉七种。

二十七脉体

浮脉：举之有余，按之不足，如微风吹鸟背上毛，厌厌聂聂如循榆荚，如水上漂木，如拾葱叶。

沉脉：重手按至筋骨乃得，如绵裹沙内刚外柔，如石投水必极其底。

迟脉：一息三至，去来极慢。

数脉：一息六至，麻流薄疾。

滑脉：往来前隙流利，展转替替然，如珠之应指，漉漉如欲脱。

涩脉：细而迟，往来难，短且散，或一止复来，叁伍不调，如轻刀刮竹，如雨沾沙，如病蚕食叶。

虚脉：迟大而软，按之无力，隐指豁豁然空。

实脉：浮沉皆得，脉大而长，微弦，应指幅幅①然。

长脉：不大不小，迢迢自若，如循长竿，末稍为平，如引绳，如循长竿为病。

短脉：不及本位，应指而回，不能满部。

洪脉：指下极大，来盛去衰，来大去长。

微脉：极细而软，按之如绝，若有若无，细而稍长，浮而极细而绝曰微。

细脉：细比微兮略较粗，沉而极细不断曰细。

紧脉：来往甚有力，左右弹人手，如转索无常，数如切绳，如纫箅②线。

---

① 幅幅（bì 毕）：郁结貌。
② 箅（bēi 杯）：笼篓之类的竹器。

缓脉：去来小快于迟，一息四至，如丝在经，不卷其轴，应指和缓，往来甚匀，如初春杨柳舞风之象，如微风轻飐柳梢。

芤脉：浮大而软，按之中央空，两边实，中空外实，状如慈葱。

弦脉：端直以长，如张弓弦，按之不移，绰绰如按琴弦，状若筝弦。从中直过，挺然指下。

革脉：弦而芤，如按鼓皮革，则自浮起。

牢脉：似沉似伏，实大而长，微弦。

濡脉：极软而浮细，如帛在水中，轻手乃得，按之无有，如水上浮沤，浮而柔细曰濡。

弱脉：极软而沉细，按之乃得，举手无有，沉而柔细曰弱。

散脉：大而散，有表无里，涣漫不收，无统纪，无拘束，至数不齐，或来多去少，或去多来少，涣散不收如杨花散漫之象。

伏脉：重按着骨，指下才动，脉行筋下。

动乃数脉，见于关，上下无头尾，如豆大，厥①厥动摇。

促脉：来去数，时一止复来，如蹶之趋，徐疾不常。

结脉：往来缓，时一止复来。

代脉：动而中止，不能自还，因而复动，脉至还入尺，良久方来。

诊四时生克脉歌

春得秋脉定知死，死在庚申辛酉里。夏得冬脉亦如然，还与壬癸为期尔。严冬诊得四季脉，戊己辰戌是其厄。秋得夏脉

---

① 厥：顿、短。

亦同前，为缘丙丁相刑克。季月季夏得春脉，克在甲寅病应极。直逢乙卯亦非良，此是五行相鬼贼。

诊四时虚实脉歌

春得冬脉只为虚，更宜补肾病自除。若得夏脉缘心实，还应泻子自无虞。夏秋冬脉皆如是，其间生克细推之。所胜为微不胜贼，在前为实在后虚。春中若得四季脉，不治多应病自除。

形色脉体相应歌

形健脉病号行尸，形病脉健亦将危。色脉相生病自已，色脉相胜不须医。长短肥瘦老幼体，细心诊候莫违时。

形之神也，坚凝深邃；形之鬼也，轻薄娇柔。色之神也，清苍明净；色之鬼也，盏嫩灰颓。声之神也，长洪圆亮；声之鬼也，短促轻微。脉之神也，绵长和缓；脉之鬼也，细急休囚。

脉经观病察生死候歌

欲愈之病目眦黄胃气行也，眼胞忽陷定知亡五脏绝也。耳目口鼻黑色起，入口十死九难当肾乘胃也。面黄目青手乱频，邪风在胃丧其身木克土也。面黑目白命门败，困极八日死来侵。面色忽然望之青，进之如黑卒难当肝肾绝也。面赤目白怕喘气，待过十日定存亡火克金也。黄黑白色起入目，更兼口鼻有灾殃水乘脾也。面青目黄午时死，余候须看两日强木克土。目无精光齿龈黑心肝绝也，面白目黑亦灾殃肺肾绝也。口如鱼口不能合脾绝也，气出不返命飞扬肝肾先绝也。肩息直视及唇焦，面肿苍黑也难逃。妄语错乱及不语，尸臭元知寿不高心绝也。人中尽满兼唇青，三日须知命必倾木克土也。两颊颧赤心病久，口张直气命难停脾肺绝也。

足跌趾肿膝如斗，十日须知难保守脾绝也。项筋舒展定知殂督脉绝也，掌内无纹也不久心胞络绝也。唇青体冷及遗尿膀胱绝也，背面饮食四日期肝绝也。手足爪甲皆青黑，许过八日定难医肝肾绝也。脊疼腰重反复难，此是骨绝五日看。体重溺赤时不止，肉绝六日便高判。手足甲青呼骂多，筋绝九日定难过。发直如麻半日死小肠绝也，寻衣语死十知麽心绝也。

十般鼓肿要先知，切忌脐高凸四围。腹上青筋休用药，阴囊无缝不堪医。背平如板终难治，掌上无纹有限时。五谷不消十日死，肚光如鼓疗应迟。痰多气短皆无药，十个当知九个危。任使神医难措手，劝君切记此篇书。

气肿从来不可医，肚光如鼓甚跷蹊。按之如石弹之响，泄气方能见效奇。

诊伤寒脉歌

伤寒热病同看脉，满手透关洪拍拍。阳症浮紧数弦洪，七日之中便脱厄。忽然微细慢沉沉，直至伏时重候逆。大凡此症问途程，沉数洪微定消息。热病诊得脉浮洪，细小徒费用神功。汗后脉静当便瘥，喘热脉乱命应终。

辨伤寒伤风脉歌

伤寒伤风何以判，寒脉紧涩风浮缓。伤寒恶寒风恶风，伤风自汗寒无汗。阳属膀胱并胃胆，阴居脾肾更连肝。浮长弦细沉微缓，脉症先将表里看。

伤寒伤风辨

伤寒即阴症之表邪，伤风即肺家感冒风寒。伤寒无汗，伤风自汗；伤寒无涕，伤风有涕。伤寒手足微厥，伤风手足皆温。伤寒脉紧，伤风脉缓。

辨六经受病之脉

尺寸俱浮者，太阳受病也，当一二日发；尺寸俱长者，阳明受病也，当二三日发；尺寸俱弦者，少阳受病也，当三四日发。此三阳皆受病未入于腑者，可汗而已。尺寸俱浮细者，太阴受病也，当四五日发；尺寸俱沉者，少阴受病也，当五六日发；尺寸俱微缓者，厥阴受病也，当六七日发。若三阴俱受病已入于腑者，可下而已。太阳三阳之表，阳明三阳之里，少阳在二阳三阴之间，故为半表半里。

阴阳表里辨

阳症之表，发热恶寒，头痛脊强，便清不渴，手足温和。阴症之表，无热恶寒，面惨息冷，手足厥逆。阳症之里，唇焦舌燥，烦渴掀衣，扬手掷足，大便秘结，小便赤涩，爪甲红活，身轻易于转侧，脉浮洪①数。阴症之里，不渴倦卧，引衣自盖，唇紫舌卷，大便滑泄，小便清白，爪甲青黑，身重难于转侧，脉沉细数。惟腹痛与呕，阴阳里症皆有之。三阳经又有阴阳表里之分：太阳表症，热在皮肤，头痛项强；太阳里症，口渴尿赤，热入膀胱，在腑为里；阳明表症，热在肌肉，目痛不眠。若口渴、背寒渐入里，若自汗、狂谵热已入胃腑，为全入里。少阳以胸胁之间为半表半里，表多小柴胡汤，里多热盛者黄芩

---

① 洪：原作"红"，据清代汪昂《医方集解·发表之剂第二·麻黄汤》改。

汤。以上皆发热，太阳恶寒，阳明自汗，少阳多呕，皆三阳症也。大抵阳症多得之风寒暑湿，邪生于太阳也；阴症多得之饭食、起居、七情，邪生于少阴也。伤寒内伤者十居八九也。太阳三阳之表，阳明三阳之里，少阳为半表半里，居二阳三阴之间。

诊妇人脉歌

妇人尺脉宜常盛，右手脉大亦为顺。两尺微涩或沉绝，肝部沉迟皆经病。经病闭绝或愆期，当患少腹引腰痛。少阴浮数小便淋，若或弦紧疝瘕症。肝脉弦长出鱼际，此为血盛思男境。

诊妇人有妊脉歌

肝为血兮肺为气，血为荣兮气为卫。阴阳配偶不参差，两脏调和当受孕。血衰气旺定无孕，血旺气衰应有体。寸微关滑尺带数，流利往来似雀啄。胎儿之脉已见形，数月怀胎犹未觉。三部浮沉按不绝，尺内不止真胎妇。滑疾不散胎三月，但疾不散五月母。左疾为男右为女，流利相通速来去。两手关脉大相应，胎形已见同前语。诸阳为男诸阴女，指下分明常记取。夫乘妻兮纵气雾，妻乘夫兮横气助。子乘母兮逆气参，母乘子兮顺气护。左手带纵两个男，右手带横一双女。左手脉逆生三男，右手脉顺产三女。寸关尺部皆相应，一男一女分形证。往来三部通流利，滑数相参皆替替。阴搏阳别脉得明，过期不月胎成聚。信期逾月胎成聚，身热脉疾无所苦。嗜卧恶食呕吐频，精神结在其中住。左手脉纵者，如心得沉脉，胆①得浮脉，肾得缓脉，皆夫

---

① 胆：据上下文意，应作"肝"。

乘妻也。上下直看，往来流利，不绝气血之盛，故生两男。右手脉横者，如肺得弦脉，脾得沉脉，肾得洪脉，皆妻来乘夫也。推之横看，满指无间，气血之盛，故生两女。左手脉逆者，如心得弦脉，肝得滑脉，肾得浮微脉，皆子乘母也。自下溢上，往来流利，气血盛极，故生三男。右手脉顺者，如肺得滑脉，脾得浮脉，肾得弦脉，皆疾速气血盛极，故生三女。

诊妊妇下血及胎动不安脉歌

血下如同月水来，漏尽胞干主杀胎。亦损妊母须忧虑，急进神丹救得回。心腹急痛面目青，冷汗气绝命必倾。血下不止胎冲上，四肢逆冷定伤生。堕胎举重或倒仆，致胎死在其母腹。已损未出血不止，冲心闷乱母魂孤。有时子死母身存，或是母亡存子命。牢紧弦强滑者生，沉细而微归泉定。

诊妊妇欲产及产难脉歌

欲产之妇号离经，沉细而滑也同名。夜半觉来应分诞，来朝日午定知生。身重体热寒又频，舌下之脉黑复青。反舌上冷子当死，腹中须遗母归冥。面赤舌青细寻看，母活子死断定然。唇口俱青沫又出，母子俱死总高判。面青舌赤沫又频，母死子活自分明。不信若能看应验，寻之先哲不虚陈。

诊新产生死脉歌

新产之脉缓滑吉，实大弦急死来侵。若得重沉小者吉，忽来牢坚命不停。寸口涩疾不调死，沉细附骨不绝生。审看症候分明记，常将此念注心经。

诊①孕妇伤寒歌

妇人怀孕得伤寒，不与寻常治法看。表症里症须当察，热极不止胎不安。试用仲景获胎法，谵狂烦衄各般般。

诊产后伤寒脉歌

产后因得伤寒症，脉细四肢暖者生。忽然洪大肢逆冷，须知其死莫能停。

脉要歌

脉有三部，部有三候，逐部先寻，次宜总究。左寸心经火位，脉宜流利洪强。左关肝胆，弦而且长。尺部膀胱，沉静弥良。右寸肺金之主，轻浮充畅为宗。脾胃居于关中，和缓胃气常充。右尺三焦连命，沉滑而实则隆。四时相代，脉状靡同。秋微毛而冬石，春则弦而夏洪。滑而微浮者肺恙，弦中兼细者脾殃。心病则血衰脉小，肝证则脉弦且长。大而兼紧，肾病奚康？寸口多弦，头面何曾舒泰。关前若紧，胸中定有癥殃。急则风上攻而头痛，缓则脾②顽而不昌。微是厥逆之阴，数为亏损之阳。滑则痰涎而胞膈③气壅，涩缘血少而背膊疼伤。沉是背心之气，洪乃胸胁之妨。若夫关中缓则饮食必少，滑实胃火煎熬，小弱胃寒逆冷，细微食少膨胀。卫之虚者涩候，气之滞

---

① 诊：据本书目录补。
② 脾：《景岳全书·脉神章·通一子脉义》作"皮"。
③ 胞膈：《景岳全书·脉神章·通一子脉义》作"胸膈"。

者沉当。左关微涩兮血少，右关弦急兮过劳。洪者①血经②之瘀，迟紧者脾冷之殃。至如尺内洪大则阴虚可凭，或微或涩便浊遗精。弦者腹痛，伏者食停。滑兮小腹急胀，妇则病在月经。涩兮呕逆翻胃，弦强阴疝血崩。紧兮小腹作痛，沉微必主腰疼。紧促形于寸，此气满于心胸。紧弦见于关，斯痛攻乎腹胁。两寸滑数兮呕逆上奔，两关滑数兮蛔虫内啮。心胸留饮，寸口沉潜。脐腹成癥，关中促结。左关弦紧兮缘筋脉之拘挛，右关沉滑兮因食积之作孽。

　　脉有浮沉迟数，诊有提纲大端。浮而无力为虚，有力为邪所搏。浮大伤风兮浮紧伤寒，浮数虚热兮浮缓风涎。沉缓滑大兮多热，沉迟紧细兮多寒。沉健需知积滞，沉弦气病淹淹。沉迟有力，疼痛使然。迟弦数弦兮，疟寒疟热之辨。迟滑洪滑兮，胃冷胃温之愆。数而有痛，恐发疮疡。若兼洪滑，热甚宜凉。阴数阴虚必发热，阳数阳强多汗黄③。

六变

　　诸急者多寒即阳亏虚寒，缓者多热即阴亏虚热。大者多气少血，小者气血皆少。滑者阳气盛，微有热。涩者少血少气，微有寒即虚寒。

七诊

　　《三部九候论》：帝曰：何以知病之所在？岐伯曰：察九候，独小者病，独大者病，独疾者病，独迟者病，独热者病，独寒

---

① 洪者：《景岳全书·脉神章·通一子脉义》作"洪实者"。
② 血经：《景岳全书·脉神章·通一子脉义》作"血结"。
③ 脉有三部……多汗黄：语本《景岳全书·脉神章·通一子脉义》。

者病，独陷下者病。诊家纲领莫切于此。今见诸家言脉，悉以六部浮沉凿分虚实，顾不知病本何在，既无独见，焉得确真？众脉不见，众凶弗闻，外内相得，无以形先。详此独字，是诚察病之秘旨，必知此义，方可言诊。

辨阴阳虚实

浮之损小，沉之实大，阴盛阳虚。沉之损小，浮之实大，阳盛阴虚。人迎脉大主阳盛阴虚，气口脉大主阴盛阳虚人迎脉在咽喉两傍，气口即寸脉也。

杂证脉辨法

伏痰宿食是沉滑，迟兼滑大主风痰。多滞多气是沉实，霍乱胸腹痛是沉伏。厥逆痰壅兼口噤，脉伏身温作中风。中风中气脉无分，身冷无痰是中气。

妇人手少阴脉动甚者，妊子也。

孕妇不论大小，散若见结脉，胎已离经必散矣。

一痈疡及痘疹、癥癖、胎孕俱有数脉，不可作火论。

阴证见阳脉则生，阳证见阴脉则死。

脉虚证实，从脉虚治。

证虚脉实，从证虚治。

根本枝叶

上部有脉，下部无脉，其人当吐不吐者死。上部无脉，下部有脉，虽困无能为害。所以然者，人之有尺，如树之有根也①。

---

① 上部有脉……有根也：语本《景岳全书·脉神章下·难经脉义》。

宜忌歌

伤寒病热兮，洪大易治而沉细难医。伤风咳嗽兮，浮濡可攻而沉牢难①避。肿胀宜浮大，颠狂忌虚细。下血下痢兮，浮洪可恶；消渴消中兮，实大者利。霍乱喜浮大而畏微迟，头疼爱浮滑而嫌短涩。肠澼脏毒兮，不怕沉微；风痹足痿兮，偏嫌数急。身体中风，浮②缓滑则生。腹心作痛，沉细则良。喘急浮洪者危，咳血沉弱者康。脉细软而不浮洪，知不死于中恶。脉微小而不数，外科无忧于金疮。吐血鼻衄兮，吾不喜其实大；跌仆损伤兮，吾则畏其坚强。痢疾身热而脉洪，其灾可③恶；湿病体烦而脉细，此患难当。水泻脉大者可怪，亡血脉实者不祥。病在中兮脉虚为害，病在外兮脉涩为殃。腹中积久而脉虚者死，身表热甚而脉静者亡④。

死脉歌

雀啄连来三五啄，屋漏半日一点落。鱼翔似有又如无，虾游静中忽一跃。弹石硬来寻即散，搭指散乱为解索。寄语医家仔细看，六脉一见休下药⑤。

太素脉大要

论贵贱，切脉之清浊。论穷通，切脉之滑涩。论寿夭以浮

---

① 难：《景岳全书·脉神章中·通一子脉义》作"当"。

② 浮：《景岳全书·脉神章中·通一子脉义》无此字。

③ 可：原作"叶"，据《景岳全书·脉神章中·通一子脉义》改。

④ 伤寒病热…静者亡：语本《景岳全书·脉神章中·通一子脉义》。

⑤ 雀啄连来……休下药：语本《景岳全书·脉神章中·通一子脉义》。

沉，论时运以衰旺，论吉凶以缓急。凡人两手清微如无脉者，此纯阴脉，主贵。有两手俱洪大者，此纯阳脉，主贵。

脏腑色见面部图

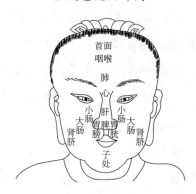

黄赤者多热，气青白者少热，气黑色者多血少气。黄赤者为阳，青白黑者为阴也。

美眉者太阳多血，通髯极须者少阳多血，美须者阳明多血。

庭者首面也，关上者咽喉也，关中者肺也，下极者心也，直下者肝也，肝左者胆也，下者脾也，方上者胃也，中央者大肠也，挟大肠者肾也，当肾者脐也，面王以上者小肠也，面王以下者膀胱、子处也。

男子色在于面王，为小腹痛，下为卵痛，其圆直为茎痛，在女子为膀胱、子处之病，散为痛，搏为聚。

肢节色见面部图

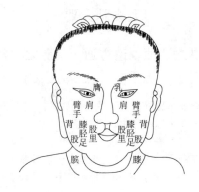

乌阳盖顶，水克火也，无疾而猝死。两颧红不散，病虽小愈亦猝死。

舌黑洗不红，药洗分明定吉凶。

颧者肩也，颧后者臂也，臂下者手也，目内眦上者膺乳也，挟绳而上者背也，循牙车以下者股也，中央者膝也，膝以下者胫也，当胫以下者足也，巨分者股里也，巨屈者膝膑也，此五脏六腑节之部也。

小儿面部图

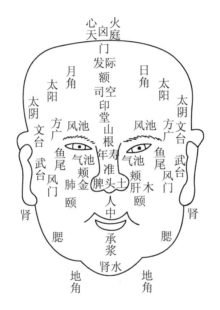

钱仲阳曰：小儿半周两岁为婴儿，三岁四岁为孩儿，五岁六岁为小儿，七岁为韶，八岁为龀，九岁为童子，十岁为稚子，十六岁成丁，始为男子。

左腮属肝，色青为顺，白为逆。右腮属肺，色白为顺，赤为逆。额上属心，色赤为顺，黑为逆。鼻准属脾，色黄为顺，青为逆。颏下属肾，色黑为顺，黄为逆。

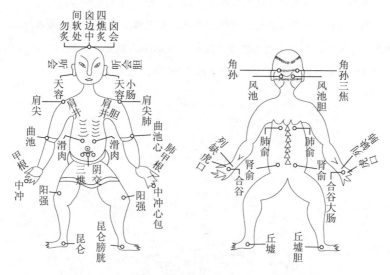

小儿初生至半岁看额昧①，周岁以上看虎口三关

额昧三指热感寒，俱冷吐泻脏不安。食指若热胸中满，无名热者乳消难。上热下冷食中热，夹惊名中指详看。

小儿三岁下，虎口看三关。初节风关位，次则气关联。三节为之命，男左女右观。紫热红伤寒，青惊白是疳。黑时因中恶，黄即困脾端。淡红淡黄者，斯为无病看。

小儿脉要

薛氏曰：凡看脉先定浮沉、迟数、阴阳、冷热。沉迟为阴，浮数为阳。浮主风，沉迟主虚冷，实主有热，紧主癫痫，洪主热盛，沉缓主虚泻，微迟有积有虫，迟涩主胃脘不和，沉主乳食难化，沉细主乳食停滞，沉弦主腹中热痛，牢实主大便秘，

① 额昧：额前眉上发际下。

沉而数者骨中有热，弦长是肝膈有风，紧数乃惊风为患，四肢掣颤，浮洪乃胃口有热，沉紧主腹痛有寒，虚濡者有气，又主慢惊，芤主大便利血①。

观小儿形色断病歌

察儿形色，先分部位。左颊青龙属肝，右颊白虎属肺。天庭高而离阳心火，地角低而坎阴肾水。鼻在面中，脾应唇际。红色②见而热痰壅盛，青色露而惊风怔悸。如煤之黑为痛，中恶逆传。似橘之黄伤食，脾虚吐利。白乃疳痨，紫为热炽。青遮日角难医，黑掩太阳不治。年寿赤光，多生脓血。山根青黑，频见灾危。朱雀贯于双瞳，火入水乡。青龙达于四白，肝乘肺部。泻痢而带阳须防，咳嗽而拖蓝③可忌。疼痛方殷，面青而唇口撮。惊风欲发，面赤而目窜视。火光焰焰，外感风寒。金气浮浮，中藏积滞。乍黄乍白，疳积连绵。又赤又青，邪风瘾疹。气乏囟门成坑，血衰头毛作穗。肝热眼生眵泪，脾冷流涎滞颐。面目虚浮，定腹胀而上喘。眉毛频蹙，心腹痛而多啼。风气二池如黄土，则为不祥。左右两颊如青黛，则④为客忤。风门黑主疝，而青为惊。方广⑤光滑吉，而昏黯凶。手如数物兮，肝风将发。面若涂朱兮，心火似炎。坐卧爱暖，风寒之入。伸缩就冷，烦热之攻。肚大脚小，脾欲困而成疳。目瞪口呆，势似危而必毙。噫！五体以头为尊，一面惟神可恃。况乎声有

---

① 薛氏曰……大便利血：语本明代薛己《保婴撮要·卷一·脉法》。

② 色：原作"气"，据清代陈复正《幼幼集成·卷一·面部行色赋》改。

③ 拖蓝：指青色，木乘金之色。

④ 则：《幼幼集成·卷一·面部行色赋》作"知"。

⑤ 方广：指眉梢。

轻重之不同，啼有干湿之顿异。病之初作必先呵欠，火之大发忽然惊啼。口传秘诀，医家当记。

观小儿形色死症歌

眼生赤脉，下贯瞳人<small>肝肾绝</small>。囟门肿起，兼及作坑。鼻干黑燥<small>火克金</small>，肚大青筋<small>木克土</small>。目多直视，睹不转睛<small>太阳绝</small>。指甲青黑<small>肝绝</small>，忽作鸦声<small>肝绝</small>。虚舌出口<small>心绝</small>，啮齿咬人<small>肾绝</small>。鱼口气急<small>脾绝</small>，啼不作声<small>肺绝</small>。蛔虫既出，必是死形<small>胃气绝</small>。用药速救，自无一生。

十二经歌

太阳小肠足膀胱，阳明大肠足胃当。少阳三焦足胆配，太阴手肺足脾乡。少阴心经足为肾，厥阴胞络足肝方<small>此歌上者为手</small>。

十二经纳甲歌

甲胆乙肝丙小肠，丁心戊胃己脾乡。庚属大肠辛属肺，壬属膀胱癸肾藏。三焦阳府虽①归丙，胞络从阴丁火傍。

十二经气血多少歌

多气多血惟②阳明，少气太阳同厥阴。二少太阴常少血，六经气血皆③分明。

---

① 虽：《类经图翼·卷三·经络一·十二经纳甲歌》作"须"。
② 惟：原作"为"，据《类经图翼·卷三·经络一·十二经气血多少歌》改。
③ 皆：《类经图翼·卷三·经络一·十二经气血多少歌》作"须"。

宗荣卫三气解

宗气积于胸中，出于喉咙，以贯心脉而行呼吸。《决气》篇曰：上焦开发，宣五谷味，熏肤充身泽毛，若雾露之溉者，是为宗气①。宗之为言大也。

荣气者，阴气也，水谷之精气也。其精气之行于经者，为荣气。荣气出于中焦，并胃中出上焦之后，上注于肺，受气取汁化而为血，以奉生身，莫贵于此。其行始于太阴肺经，渐降而下，而终于厥阴肝经，随宗气而行于十二经隧之中，故曰，清者为荣，荣行脉中。

卫气者，阳气也，水谷之悍气也。其浮气之慓疾滑利而不循于经者，为卫气。卫气出于下焦，渐升而上，每日平旦阴尽，阳气出于目之睛明穴，上行于头，昼自足太阳始，行于六阳经以下阴分，夜自足少阴始，行于六阴经，复注于肾，昼夜各二十五周，不随宗气而自行于各经皮肤分肉之间，故曰浊者为卫，卫行脉外。

水中之气即真气，气中之水即真阴。

水从气化譬釜中之水，其义可知矣。饮一溺二及肿症，皆是气不化水也。

经络周流解

人身正脉十二经，每于平旦寅时，荣气始于中焦，上注手太阴肺经，自胸中而出于中府，至于少商以次行于手阳明大肠等。十二经终于足厥阴肝经，而复始于太阴之肺也。凡手之三

① 是为宗气：郭校本《灵枢·决气》作"是谓气"。

阴从脏走手，手之三阳从手走头，足之三阳从头走足，足之三阴从足走腹，周流不息，如环无端。前三图者诵后，十二经营行次序逆顺歌则其首尾一贯，按图可悉矣。

十二经营行次序逆顺歌

肺大胃脾心小肠，膀肾包焦胆肝续。手阴脏手阳手头，足阴足腹阳头足。

经络次序

十二经络，始于手太阴，其支者，从腕后出次指端，而交于手阳明。手阳明之支者，从缺盆上挟口鼻，而交于足阳明。足阳明之支者，从跗上出大指端而交于足太阴。足太阴之支者，从胃别上膈，注心中，而交于手少阴。手少阴之支者，直自本经少冲穴而交于手太阳。手太阳之支者，别颊上至目内眦，而交于足太阳。足太阳之支者，从髆内左右别下合腘中，下至小指外侧端，而交于足少阴。足少阴之支者，从肺出注胸中，而交于手厥阴。手厥阴之支者，从掌中循小指次指出其端，而交于手少阳。手少阳之支者，从耳后出至目锐眦，而交于足少阳。足少阳之支者，从跗上入大指爪甲出三毛，而交于足厥阴。足厥阴之支者，从肝别贯膈，上注肺，入喉咙之后，上额循巅，行督脉，络阴器，过毛中，行任脉，入缺盆，下注肺中，而复交于手太阴也。

十二经脉起止歌

经始太阴而厥阴最后，穴先中府而终则期门。原夫肺脉，胸中始生。出腋下而行于少商，络食指而接乎阳明。大肠起自商阳，终迎香于鼻外。胃历承泣而降，寻历兑于足经。脾自足之隐白，趋大包于腋下。心由极泉而出，注小指之少冲。小肠兮，起端于少泽，维肩后，上络乎听宫。膀胱穴自睛明，出至阴于足外。肾以涌泉发脉，通俞府于前胸。心包起乳后之天池，络中冲于手中指。三焦始名指之外侧，从关冲而丝竹空。胆从瞳子髎穴，连窍阴于足之四指。肝因大敦而上，至期门而复于太阴肺经。

周身经络部位歌

脉络周身十四经，六经表里督和任。阴阳手足身①皆六，督总诸阳任总阴。诸阳行外阴行里，四肢腹背皆如此。督由脊骨过断交，脐腹中行任脉是。足太阳经小指藏，从跟入腘会尻旁。上行夹脊行分四，前系睛明脉最长。少阳四指端前起，外踝阳关环跳里。从胁贯肩行曲鬓，耳前耳后连眦尾。大指次指足阳明，三里天枢贯乳行。腹第三行通上齿，环唇夹鼻目颧迎。足有三阴行内廉，厥中少后太交前。肾出足心从内踝，夹壬胸腹上廉泉。太厥两阴皆足拇，内侧外侧非相联。太阴内侧冲门去，腹四行兮挨次编。厥阴毛际循阴器，斜络期门乳肋间。手外三阳谁在上，阳明食指肩髃向。颊中钻入下牙床，相逢鼻外迎香傍。三焦名指阳明后，贴耳周回眉竹凑。太阳小指下行低，肩后盘旋耳颧遘。还有三阴行臂内，太阴大指肩前配。厥从中指腋连胸，极泉小内心经位。手足三阳俱上头，三阴穴止乳胸游。惟有厥阴由颡②后，上巅会督下任流。经脉从来皆直行，

---

① 身：《类经图翼·卷三·经络一·周身经络部位歌》作"经"，义胜。

② 颡（sǎng 嗓）：指额，脑门子。

络从本部络他经。经凡十四络十六，请君切记须分明十六络者，自十五络之外，复有胃之大络，名曰虚里也。虚里在左乳下。虚里若虚，宗筋下溜。

周身骨部名目

巅顶巅也，脑头中髓也。

囟音信，脑盖骨也，婴儿脑骨未合，软而跳动之处，谓之囟门。

额颅囟前为发际，发际前为额颅，颜额上曰颜，《说文》曰：眉目之间也。

頞音遏，鼻梁，亦名下极，即山根也，頞音拙，目下为頞。

颞颥颥，柔涉切，颥，音如，耳前动处，盖即俗所云两太阳也，一曰鬓骨。

顑音坎，又海感①切，《释义》曰：饥而面黄，与经义未合，详见经络类十三。

頄音求，颧颊间骨，颊耳下曲处为颊。

颐音移，颔中为颐，颔何敢切，腮下也，虎头燕颔义即此。

目系目内深处脉也，目内眦目内角也。

目锐眦目外角也，人中唇之上，鼻之下也。

齿牙前小者曰齿，后大者曰牙，舌本舌根也。

咽所以通饮食，居喉之后，喉所以通呼吸，居咽之前。

嗌音益，喉也，会厌在喉间，为音声启闭之户。

肺系喉咙也，颃颡颃，音杭，又上去二声，颡，思党切，咽颡也。

颈项头茎②之侧曰颈，头茎之后为项，又脑后曰项。

天柱骨肩骨上际，颈骨之根也，肩鲜臂上两角为肩鲜。

---

① 感：《类经图翼·卷三·经络一·周身骨部名目》作"敢"。
② 茎：据上下文意疑误，当作"颈"。

肩胛胛，音甲，肩鲜下成片骨也，亦名肩髆，巨骨髆上横骨。

膺音英，胸前为膺，一曰：胸两旁高处为膺，胸中两乳之间也。

膈膈膜也，义详经络三，膈上为宗气之所聚，是为膻中。

腋胁之上际，腹脐之上下皆曰腹，脐下为少腹。

季胁胁下小肋，胠区去二音，腋之下，胁之上也。

鸠尾蔽心骨也，髑骬音结于，即鸠尾别名。

䏚中䏚音秒，季胁下两旁空软处也，脊骨脊，音即，椎骨也。

胂音申，膂内曰胂，夹脊肉也，膂吕同，脊骨曰膂，象形也，又曰：夹脊两旁肉也。

髃骨髃，音鱼，端也，肩端之骨，腰骨尻上横骨也。腰髁髁，苦瓦切，中原雅音作去声，即腰胯骨，自十六椎而下，夹脊附着之处也。

毛际曲骨两旁为毛际，其动脉即足阳明之气冲也。

睾音高①，阴丸也。篡初贯切，屏翳两筋间为篡，篡内深处为下极。

下极两阴之间，屏翳处也，即会阴穴。臀音屯，机后为臀，尻旁大肉也。

机挟腰髋，骨两旁为机，髋音宽，尻臀也，曰两股间也。

尻开高切，尾骶骨也，亦名穷骨。肛音工，又好刚切，俗作纲，大肠门也。

臑儒、软二音，又奴刀切，骨②髆下内侧对腋处，高起软白肉也。

肘手臂中节也，一曰：自曲池以上为肘，臂肘之上下皆名为臂，一曰：自曲池以下为臂。

腕臂掌之交也，兑骨手外踝也。

寸口关前后两手动脉，皆曰寸口，关手掌后动脉高骨处曰关。

---

① 高：原作"髙"，据《类经图翼·卷三·经络一·周身经络部位歌》改。

② 骨：《类经图翼·卷三·经络一·周身经络部位歌》作"肩"。

鱼际在手腕之前，其肥肉隆起处，形如鱼者统谓之鱼，寸之前，鱼之后，曰鱼际穴。

大指次指谓大指之次指，即食指也，足亦同，小指次指谓小指之次指，即无名指也，足同。

髀比、婢二音，股也，一曰股骨，髀关伏兔上交纹处曰髀关。

髀厌捷骨之下为髀厌，即髀枢中也，髀枢捷骨之下，髀之上，曰髀枢，当环跳穴。

股大腿也，伏兔髀前膝上起肉处曰伏兔。

膑频、牝二音，膝盖骨也，腘音国，膝后曲处曰腘。

辅骨膝下内外侧大骨也，成骨膝外廉之骨独起者。

腨音篆，一名腓肠，下腿肚也，腓肠腓，音肥，足肚也。

胻骨胻音杭，又形敬切，足胫骨也，骭音干，足胫骨也。

胫形景、形敬二切，足胫骨也，绝骨外踝上尖骨曰绝骨。

腘够允切，筋肉结聚之处也，直音云，肠中脂，王氏曰，肘膝后肉如块者。

踝骨踝，胡寡切，足跗后两旁圆骨，内曰内踝，外曰外踝，俗名孤拐骨，手腕两旁圆骨，亦名踝骨。

跗附、敷二音，足面也，内筋内踝上大筋，在太阴后，上踝二寸所。

足歧骨大指本节后曰歧骨，跟骨跟音根，足跟也。

覈骨覈，亥陌切，又胡骨、亥不二切，一作核骨，足大指本节后，内侧圆骨也。

踵足跟也，踹音煅，足跟也，本经与腨通用。

胪间、卢二音，皮也，一曰：腹前曰胪，三毛足大指爪甲后为三毛，毛后横纹为聚毛。

骨度下文皆骨度篇古数，然骨之大者则太过，小者则不及，此亦言其则耳。

头部

头之大骨，围二尺六寸。

发所覆者，颅至项一尺二寸<small>颅，额颅。覆者，言前发际至后项发</small>
<small>际也。</small>

发以下至颐长一尺<small>颔中为颐，颔，颙[1]也。</small>

角以下至柱骨长一尺<small>耳上侧旁曰角。肩膊[2]上际颈根曰柱骨。</small>

两颧相去七寸。

耳前当耳门者，广一尺三寸。

耳后当完骨者，广九寸<small>完骨，耳后发际高骨也。</small>

项发以下至背骨，长三寸半<small>自后发际以至大椎项骨三节处也。</small>

头部折法，以前发际至后发际，折为一尺二寸。如发际不
明，则取眉心直上后至天柱骨，折作一尺八寸。此为直寸。横
寸法，以眼内角至外角比为一寸。头部横直寸法并依此。

督脉神庭至太阳曲差，曲差至少阳本神，本神至阳明头维，
各开一寸半。自神庭至头维，共开四寸半。

胸腹部

结喉以下至缺盆中，长四寸<small>此以巨骨上陷中而言，即天突穴处。</small>

缺盆以下至䯏骭之中长九寸。

䯏骭中下至天枢长八寸<small>天枢，足阳明穴名，在脐旁。此指平</small>
<small>脐而言。</small>

天枢以下至横骨长六寸半，横骨横长六寸半<small>毛际下骨曰横骨，</small>

---

① 颙（yóng）：《类经图翼·卷三·经络一·周身经络部位歌》作
"题"。

② 肩膊：《类经图翼·卷三·经络一·周身经络部位歌》作"肩胛"。

按此古数，以今用上下穴法参较，多有未合，宜从后胸腹折法为当。

胸围四尺五寸。

腰围四尺二寸。

两乳之间广九寸半。当折八寸为当。

两髀之间广六寸半此当两股之中，横骨两头之处，俗名髀缝。

胸腹折法，直寸以中行为主。自缺盆中天突穴起，至歧骨际上中庭穴止，折作八寸四分。自𩩲骬上歧骨际，下至脐心，折作八寸。脐心下至毛际曲骨穴，折作五寸。横寸以两乳相去，折作八寸。胸腹横直寸法并依此。

背部

膂骨以下至尾骶二十一节，长三尺膂骨，脊骨也。脊骨外小而内巨，人之所以能负任者，以是骨之巨也。脊骨二十四节，今云二十一节者，除项骨三节不在内。尾骶骨男子者尖，女人者平。

背部折法，自大椎至尾骶通折三尺。上七节各长一寸四分一厘，共九寸八分七厘。中七节各一寸六分一厘，共一尺一寸二分七厘，第十四节与脐平。下七节各一寸二分六厘，共八寸八分二厘，总共二尺九寸九分六厘。不足四厘者，有零未尽也。直寸依此，横寸用中指同身寸法。

脊骨内阔一寸，凡云第二行夹脊一寸半，三行夹脊三寸者，皆除脊一寸外，净以寸半三寸论，故在二行当为二寸，在三行当为三寸半。

侧部

自柱骨下行腋中不见者，长四寸柱骨，颈项根骨也。

腋以下至季胁，长一尺二寸季胁，小肋也。

季胁以下至髀枢，长六寸大腿曰股。股上曰髀。捷骨之下，大股之上，两骨合缝之所曰髀枢，当足少阳环跳穴处也。

髀枢下至膝中，长一尺九寸。

四肢部

肩至肘，长一尺七寸。

肘至腕，长一尺二寸半臂之中节曰肘。

腕至中指本节，长四寸臂掌之交曰腕。

本节至其末，长四寸半指之后节曰本节。

横骨上廉下至内辅之上廉，长一尺八寸骨际曰廉。膝旁之骨突出者曰辅骨。内曰内辅，外曰外辅。

内辅之上廉以下至下廉，长三寸半上廉下廉可摸而得。

内辅下廉下至内踝，长一尺三寸踝骨，足掌后两旁高骨也，俗名孤拐骨，内曰内踝，外曰外踝。

内踝以下至地，长三寸。

膝以下至外踝，长一尺六寸。

外踝以下至京骨，长三寸。

京骨以下至地，长一寸。

膝腘以下至跗属，长一尺二寸腘，腿湾也。跗，足面也。膝在前，腘在后。跗属者，凡两踝前后胫掌所交之处皆为跗之属也。

跗属以下至地，长三寸。

足长一尺二寸，广四寸半。

手足折量，并用后中指同身寸法。

同身寸说

同身寸者，谓同于人身之尺寸也。人之长短肥瘦各自不同，而穴之横直尺寸亦不能一，如今以中指同身寸法一概混用，则人瘦而指长，人肥而指短，岂不谬误？故必因其形而取之，方得其当。如《标幽赋》曰：取五穴用一穴而必端，取三经用一经而可正。盖谓并邻经而正一经，联邻穴而正一穴。譬之切字之法，上用一音，下用一韵，而夹其声于中。则其经穴之情，自无所遁矣。故头必因于头，腹必因于腹，背必因于背，手足必因于手足。总其长短大小而折中之，庶得谓之同身寸法。法附前各条之下，而后之所谓中指同身寸法者，虽不可混用，而亦有当用之处，并列于后。

中指同身寸法

以男左女右，手大指、中指圆曲交接如环，取中指中节横文两头尽处，比为一寸。凡手足尺寸及背部横寸，无折法之处乃用此法，其他不必混用。

古今尺寸不同说

《骨度篇》曰：人长七尺五寸者，其骨节之大小长短各几何？伯高曰：头之大骨围二尺六寸。盖古之尺小，大约古之一尺，得今之八寸。其言七尺五寸者，得今之六尺。其言二尺六寸者，得今之二尺零八分也。其余放此。然骨大者必有太过，骨小者必有不及。凡用折法者，但随人之大小而为盈缩，庶尽其善。

脏腑募俞穴

募音暮，脏气结聚之所，募在腹。俞音庶，言脏气之所输，俞在背。

肺募 本经中府	心包募 任脉巨阙	脾募 足厥阴章门
肝募 本经期门	胃募 任脉中脘	大肠募 足阳明天枢

小肠募任脉关元　胆募本经日月　肾募足少阳京门

膀胱募任脉中极　三焦募任脉石门　肺俞三椎下

心俞五椎下　肝俞九椎下　脾俞十一椎下

肾俞十四椎下　厥阴俞四椎下，心包也　大肠俞十六椎也

小肠俞十八椎下　胆俞十椎下　膀胱俞十九椎下

三焦俞十三椎下　胃俞十二椎下

十二经穴歌①

手太阴肺经穴歌

手太阴经十一穴，中府云门天府列。侠白尺泽孔最存，列缺经渠太渊涉。鱼际直出大指端，内侧少商如韭叶。

手阳明大肠经穴歌

手阳明穴起商阳，二间三间合谷藏。阳溪偏历历温溜，下廉上廉三里长。曲池肘髎迎五里，臂臑肩髃巨骨起。天鼎扶突接禾髎，终以迎香二十止。

足阳明胃经穴歌

四十五穴足阳明，承泣四白巨髎经。地仓大迎登颊车，下关头维对人迎。水突气舍连缺盆，气户库房屋翳屯。膺窗乳中下乳根，不容承满出梁门。关门太乙滑肉起，天枢外陵大巨里。水道归来达气冲，髀关伏兔走阴市。梁丘犊鼻足三里，上巨虚连条口底。下巨虚下有丰隆，解溪冲阳陷谷同。内庭厉兑阳明穴，大指次指之端终。

足太阴脾经穴歌

足太阴脾由足拇，隐白先从内侧起。大都太白继公孙，商

---

① 十二经穴歌：原缺，据本书目录补。

丘直上三阴坞。漏谷地机阴陵泉，血海箕门冲门前。府舍腹结大横上，腹哀食窦天溪连。胸乡周容大包尽，二十一穴太阴全。

手少阴心经穴歌

手少阴心起极泉，青灵少海灵道全。通里阴郄神门下，少府少冲小指边。

手太阳小肠经穴歌

手太阳经小肠穴，少泽先于小指设。前谷后溪腕骨间，阳谷须同养老列。支正小海上肩贞，臑俞天宗秉风合。曲垣肩外复肩中，天窗循次上天容。此经穴数一十九，还有颧髎入听宫。

足太阳膀胱经穴歌

足太阳经六十三，睛明攒竹曲差参。五处承光接通天，络却玉枕天柱边。大杼风门引肺俞，厥阴心膈肝胆居。脾胃三焦肾俞次，大肠小肠膀胱如。中膂白环皆二行，去脊中间二寸许。上髎次髎中复下，会阳须向尻旁取。还有附分在三行，二椎三寸半相当。魄户膏肓与神堂，譩譆关魂门旁。阳纲意舍及胃仓，肓门志室连胞肓。秩边承扶殷门穴，浮郄相邻是委阳。委中再下合阳去，承筋承山相次长。飞扬跗阳达昆仑，仆参申脉过金门。京骨束骨近通谷，小指外侧寻至阴。

足少阴肾经穴歌

足少阴俞二十七，涌泉然谷照海出。太溪水泉连大钟，复溜交信筑宾立。阴谷横骨趋大赫，气穴四满中注得。肓俞商曲石关蹲，阴都通谷幽门值。步廊神封出灵墟，神藏或中①俞府毕。

---

① 或（yù 玉）中：穴位名。位于胸部，当第一肋间隙，前正中线旁开二寸。

手厥阴心包络经穴歌

心包九穴天池近，天泉曲泽郄门认。间使内关逾大陵，劳宫中冲中指尽。

手少阳三焦经穴歌

手少阳三焦所从，二十三①穴起关冲。向液门中渚阳池，历外关支沟会宗。三阳络入于四渎，注天井清冷渊中。消泺臑会肩髎同，天髎天牖经翳风。瘈脉颅息角孙入，耳门和髎丝竹空。

足少阳胆经穴歌

足少阳经瞳子髎，四十三穴行迢迢。听会客主颔厌集，悬颅悬厘曲鬓翘。率谷天冲浮白次，窍阴完骨本神至。阳白临泣开目窗，正营承灵脑空是。风池肩井渊腋长，辄筋日月京门乡。带脉五枢维道续，居髎环跳下中渎。阳关阳陵复阳交，外丘光明阳辅高。悬钟丘墟足临泣，地五侠溪窍阴毕。

足厥阴肝经穴歌

足厥阴经一十四，大敦行间太冲是。中封蠡沟伴中都，膝关曲泉阴包次。五里阴廉上急脉，章门才过期门至。

任脉穴歌

任脉中行二十四，会阴潜伏两阴间。曲骨之前中极在，关元石门气海边。阴交神阙水分处，下脘建里中脘前。上脘巨阙连鸠尾，中庭膻中玉堂里。紫宫华盖运璇玑，天突廉泉承浆止。

督脉穴歌

督脉行背之中行，二十八穴始长强。腰俞阳关入命门，悬

---

① 二十三：原为"二十二"，据《类经图翼·卷七·经络五·少阳三焦经穴》及本文所列穴位数改。

枢脊中中枢长。筋缩至阳归灵台，神道身柱陶道开。大椎哑门连风府，脑户强间后顶排。百会前顶通囟会，上星神庭素髎对。水沟兑端在唇上，断交上齿缝之内。

十六络穴部位

任脉络屏医_{即会阴}，督脉络长强。手太阴络列缺，手阳明络偏历。足阳明络丰隆，胃之大络络虚里。足太阴络公孙，脾之大络络大包。手少阴络通里，手太阳络支正。足太阳络飞扬，足少阳络大钟。手厥阴络内关，手少阳络外关。足少阳络光明，足厥阴络蠡沟。

十二经脉起止图

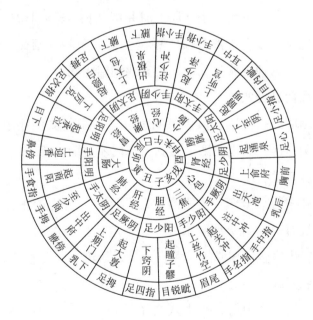

仰人全图

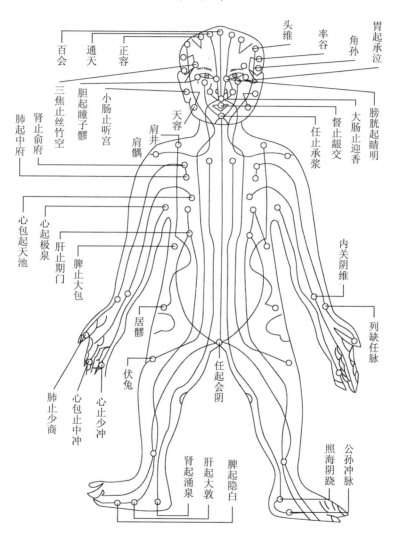

百会
通天
正容
头维
率谷
角孙
胃起承泣

三焦止丝竹空
胆起瞳子髎
小肠止听宫
天容
膀胱起睛明
大肠止迎香
督止龈交
任止承浆

肾止俞府
肺起中府
肩井
肩髃

心包起天池
心起极泉
肝止期门
脾止大包

内关阴维

居髎
伏兔

列缺任脉

任起会阴

肺止少商
心包止中冲
心止少冲

脾起隐白
肝起大敦
肾起涌泉

照海阴跷
公孙冲脉

卷 上 —— 四三

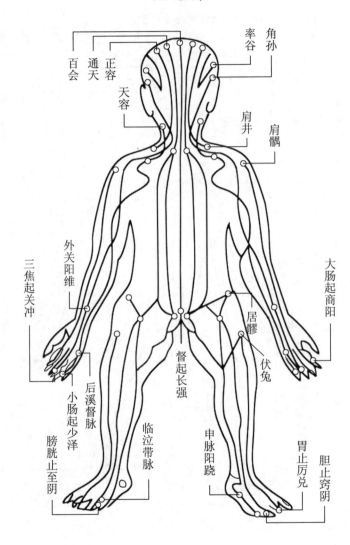

伏人全图

角孙
率谷
百会
通天
正容
天容
肩井
肩髃
外关阳维
三焦起关冲
大肠起商阳
居髎
伏兔
督起长强
后溪督脉
小肠起少泽
临泣带脉
申脉阳跷
胃止厉兑
胆止窍阴
膀胱止至阴

前面颈穴总图

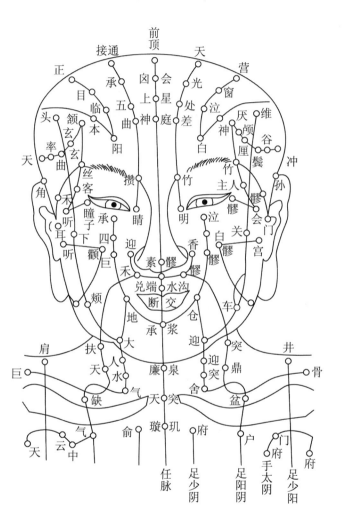

胸腹总图

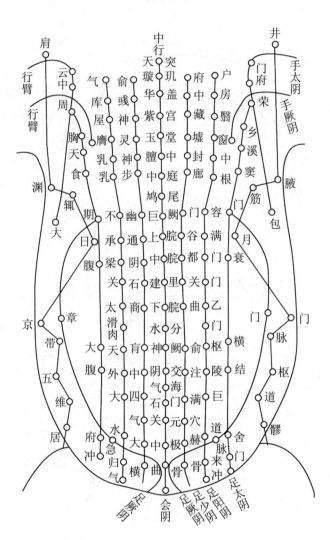

后颈项穴总图

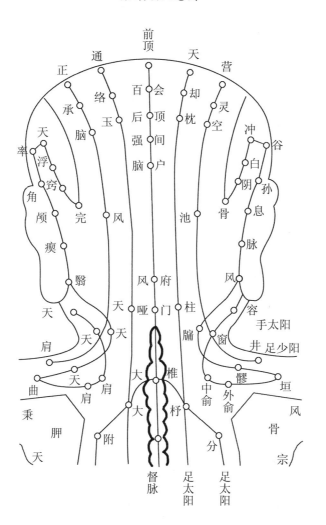

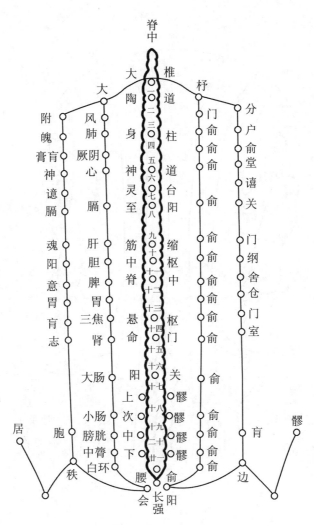

阴手总图

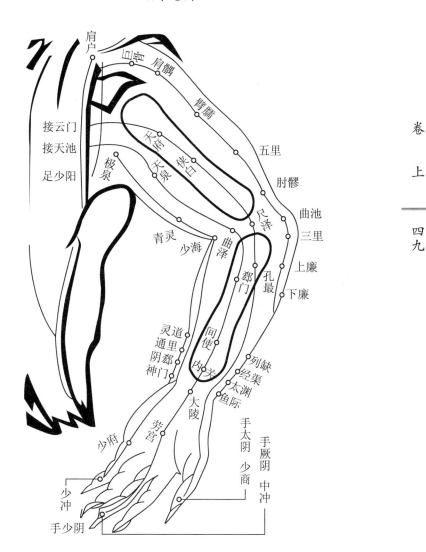

阳手总图

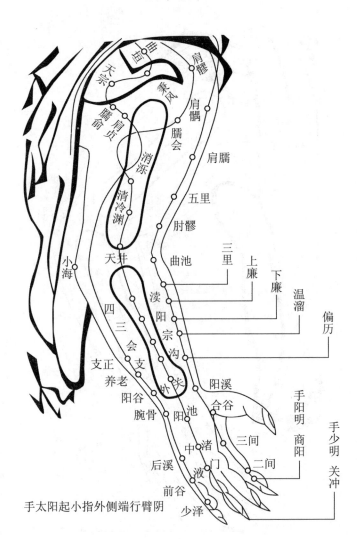

手太阳起小指外侧端行臂阴

阴足总图

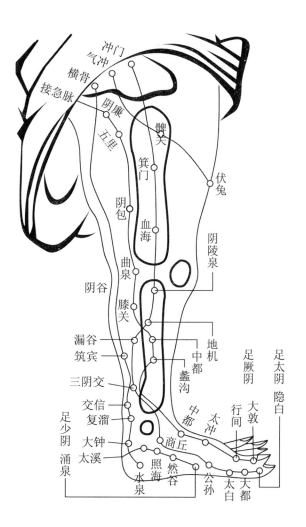

阳足总图

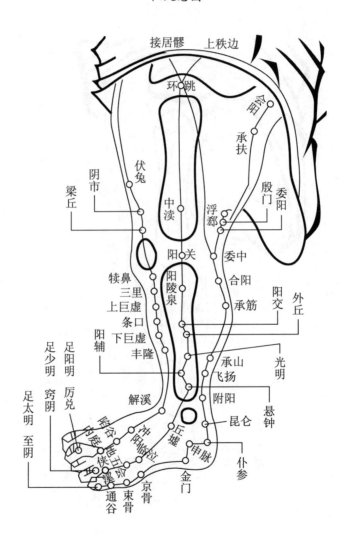

卷　下

干支所属五行歌

东方甲乙寅卯木，南方丙丁巳午火。西方庚辛申酉金，北方壬癸亥子水。辰戌丑未旺四季，戊己中央皆属土①甲己化土，乙庚化金，丙辛化水，丁壬化木，戊癸化火②。

五行统论

五行者即阴阳之质，阴阳即五行之气。气非质不立，质非气不行。以五方言之：水位于北，火位于南，木位于东，金位于西，土位于中。其为四时：则木旺于春，火旺于夏，金旺于秋，水旺于冬，土旺于四季。其为六气：则木之化风，火之化暑与热，土之化湿，金之化燥，水之化寒。其为名目：则水曰润下，火曰炎上，木曰曲直，金曰从革，土爰稼穑。其为功用：则水主润，火主熯③，木主敷，金主敛，土主溽。其为形体：则水质平，火质锐，木质长，金质方，土质圜④。其为赋性：则水性寒，火性热，木性温，金性清，土性蒸。以气言时之序，则曰木火土金水，如木当春令为阳稚，火当夏令为阳盛，金当秋令为阴稚，水当冬令为阴盛，是木火为阳，金水为阴也。以

---

　　① 东方甲乙……皆属土：语本《类经图翼·卷一·运气上·五行生成数解》。
　　② 甲己化土……化火：此段小字系本书辑著者郑昭注文，未见于张介宾《类经图翼》，下同。
　　③ 熯（hàn 汉）：干燥。
　　④ 圜（yuán 源）：同"圆"，指天体，浑圆为圜。

数言生之序，则曰水火木金土，如天一生水为阳稚，天三生木为阳盛，地二生火为阴稚，地四生金为阴盛，是水木为阳，而火金为阴也。

气数之序各有不同，无非变化之道，而运用之机，亦无过生克之理耳。以相生者言：水生木，木生火，火生土，土生金，金生水。以相克者言：水克火，火克金，金克木，木克土，土克水。以胜复者言：则凡有所胜必有所败，有所败必有所复。母之败也，子必救之。如水之太过火受伤矣，火之子土出而制焉。火之太过金受伤矣，金之子水出而制焉。金之太过木受伤矣，木之子火出而制焉。木之太过土受伤矣，土之子金出而制焉。土之太过水受伤矣，水之子木出而制焉。盖造化之机不可无生，亦不可无制。无生则发育无由，无制则亢而为害。生克循环运行不息，而天地之道斯无穷矣。

第人知夫生为生，而不知生中有克，知克之为克，而不知克中有用_{生中有克，克中有用，谓用药而言也}。知五之为五，而不知五者之中，五五二十五，而复有互藏之妙焉。所谓生中有克者，如木以生火，火胜则木乃灰烬。火以生土，土胜则火为扑灭。土以生金，金胜则土无发生。金以生水，水胜则金为沉溺。水以生木，木胜则水为壅滞。此其所以相生者，实亦有相残也。所谓克中有用者，如火之炎炽，得水克而成既济之功。金之顽钝，得火克而成煅炼之器。木之曲直，得金克而成芟削之材。土之旷墁①，得木克而见发生之化。水之氾滥，得土克而成堤障之用。此其所以相克者，实又所以相成也。如五行之德亦然，如木德为仁，金德为义，火德为礼，水德为智，土德为信。仁

----

① 旷墁：四处阻隔不通。

或失于柔，故以义断之。义或失于刚，故以礼节之。礼或失于拘，故以智通之。智或失于诈，故以信正之。是皆生克反用之道也。

所谓五者之中有互藏者，如木之有津，木中水也；土之有泉，土中水也；金之有液，金中水也；火之镕物，火中水也。夫水为造化之源，万物之生其初皆水，而五行之中，一无水之不可也。火之互藏，木钻之而见，金击之而见，石凿之而见，惟是水中之火，人多不知，而油能生火，酒能生火，雨大生雷，湿多成热，皆是也。且火为阳生之本，虽若无形，而实无往不在。凡属气化之物，非火不足以生，故五行之中，一无火之不可也。土之互藏，木非土不长，火非土不荣，金非土不生，水非土不蓄。万物生成，无不赖土，而五行之中，一无土之不可也。木之互藏，生于水，植于土，荣于火，成于金。凡发生之气，其化在木。既以人生而言，所衣所食皆木也。得木则生，失木则死，故曰人生于寅，寅者阳木之位。由人而推，则凡动植之类，何非阳气？而又何非木气？此五行万物之中，一无木之不可也。金之互藏，产于山石生诸土也，淘于河沙隐诸水也，草有汞、木有腊，藏于木也，散可结、柔可刚，化于火也。然金之为用，坚而不毁，故《易》曰：乾为金。夫乾象正圆，形如瓜卵，柔居于中，刚包乎外。是以天愈高而愈刚，地愈下而愈刚。故始皇起坟骊山[①]，深入黄泉三百丈，凿之不入，烧之不毁。使非至刚之气，真金之体，乃能若是其健而运行不息乎？故凡气化之物，不得金气，无以坚强。所以皮壳在外而为捍卫

---

① 骊山：位于陕西省西安市临潼区城南，系秦岭余脉，据传秦始皇曾在此修建坟墓。

者，皆得乾金之气，以固其形。此五行万物之中，一无金之不可也。

由此而观，则五行之理，交互无穷。故甲丙戊庚壬，天之阳干也，而交于地之子寅辰午申戌。乙丁己辛癸，天之阴干也，而交于地之丑亥酉未巳卯。天地五行挨相交配，以天之十而交于地之十二，是于五行之中，各具五行乃成花甲。然而变虽无穷，总不出阴阳。阴阳之用，不离乎水火。所以天地之间无往而非水火之用也①。

易医

乾比阳，坤比阴。阳为阴偶，而乾阳健运；阴为阳奇，而坤静常宁。然坤之所以得宁者何，莫非乾阳之所为？是以阴性虽狡，未尝不听命乎阳，而因其强弱以为进退也。而天地之道，阳常盈，阴常亏，以为万物生生之本，此先天造化之自然也。惟是阳如君子，阴如小人。君子则正大光明，独立不倚而留之难。小人则乘衅伺隙，无所不为而进之易。安得春光长不去，君子长不死？惜乎哉！阳盛必变，逝者如斯。故日中则昃②，月盈则亏。亦象乎阳一而阴二，反觉阴多于阳。所以古来君子少而小人多，期颐③少而夭折多。此后天人欲之日滋也。是以持满捧盈，君子惧之。故圣人作《易》，至消长之际，淑慝④之分，则未尝不致其扶阳抑阴之意。非故恶乎阴也，亦畏其败坏阳德，而戕伐乎乾坤之生意耳。

---

① 五行者……之用也：语本《类经图翼·卷一·运气上·五行统论》。

② 昃（zè 仄）：太阳偏西。

③ 期颐：一百岁，指长寿。

④ 淑慝（tè 特）：好坏。

阳主乎升，阴主乎降。升者阳之生，降者阴之死。故日在于子，夜半方升，升则向生，海宇俱清。日在于午，午后为降，降则向死，万物皆鬼。死生之机，升降而已。左主升，而右主降。升则阳居东南，主春夏之发生，以应人之渐长。降则阴居西北，主秋冬之收敛，以应人之渐消。而上下之分，上为阳而下为阴。阳则日出于卯，以应昼之寤；阴则日入于酉，以应夜之寐。

欲知升降之要，则宜降不宜升者，须防剥①之再进；宜升不宜降者，当培复②之始生；畏剥所从衰，须从观③始；求复之渐进，宜向临④行。此中有个肯綮⑤，最在形情气味。欲明消长之道，求诸此而得之矣。阴阳升降，气之动静也。鬼神者，二气之良能也。阳为天地之神，阴为天地之鬼。春夏为岁候之神，秋冬为岁候之鬼。昼午为时日之神，暮夜为时日之鬼。阳始则温，阳极则热；阴始则凉，阴极则寒。温则生物，热则长物。凉则收物，寒则杀物。而变化之盛于斯著矣。强弱者皆由阳气，神鬼判乎其中。以故多阳多善者，神强而鬼灭；多阴多恶者，气戾而鬼生。然则神鬼从心，皆由我造，灵通变幻，匪在他求。知乎此，而吉凶祸福之机，求诸心而尽之矣。以死生言之，是以阳候多语，阴证无声。多语者生，无声者死。魂强者多寤，魄强者多眠。多眠者少吉，多寤者易安。故善操斯炳⑥者，欲拯其死，勿害其生，将逐其邪，勿伤其元气。阴阳聚散即其理，

---

① 剥：卦名，为坤下艮上。
② 复：卦名，为坤上震下。
③ 观：卦名，为坤下巽上。
④ 临：卦名，为坤上兑下。
⑤ 肯綮：筋骨结合的地方，比喻要害或事物的关键。
⑥ 炳（bǐng 柄）：按文意，当作"柄"。

剥复削长是其机。死生之道，尽乎其中矣。是故：分阴未尽则不仙，分阳未尽则不死。故原始而来属乎阳，是生必生于复，阳生而至乾，反终而归属乎阴，是死必死于坤，阳尽而归土。得其阳者生，故阳无十，阳无终也；得其阴者死，故阴无一，阴无始也[①]。

画月卦太极图

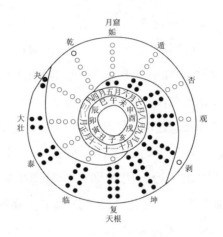

三焦包络命门辨同子宫血室

客有问曰：三焦包络命门者，医家之要领，脏腑之大纲。或言其有状；或言其无形；或言三焦络为表里；或言三焦命门为表里；或言五脏各一，惟肾有两，左为肾，右为命门。命门者，男子以藏精，女子以系胞。若此数者，弗能无疑。千载而下，议论不定。夫理无二致，岂容纷纷若是哉？果亦有归一之义否？子曰：噫！医道之始，始自轩岐；轩岐之旨，昭诸《灵》《素》；《灵》《素》之妙，精确无遗。凡其所论，必因理而发。

---

① 乾比阳……阴无始也：语本《类经附翼·卷一·医易义》。

凡其命名，必因形而生。故《内经》之文，字无苟言，句无空发。自后凡绍此统者，孰能外《灵》《素》之范围？而今之所以纷纷者，不无其由，盖自《难经》始也。《难经》述《灵》《素》而作，为诸家之最先，因其颇有谬误，遂起后世之惑。三千年来无敢违背，而后世之疑莫可解救，请先悉三焦、心包络，而次及其他焉。

夫三焦者，五脏六腑之总司；包络者，少阴君主之护卫也。而《二十五难》曰：心主与三焦为表里，俱有名而无形。若谓表里则是，谓无形则非。夫名从形立，若果有名无形，则《内经》之言为凿空矣。其奈叔和、启玄①而下，悉皆宗之而直曰：三焦无状，空有名。自二子不能辨，此后孰能再辨。及至徐遁②、陈无择，始创言三焦之形，云有脂膜如掌大，正与膀胱相对，有二白脉自中出，夹脊而上贯于脑。予因遍考两经③。在《灵枢·本输》篇曰：三焦者，中渎之府，水道出焉，属膀胱，是孤之府也。《本脏》篇曰：密理厚皮者，三焦膀胱厚，粗理薄皮者，三焦膀胱薄，以及缓急直结六者各有所分。《论勇》篇曰：勇士者，目深以固，长衡直扬，三焦理横；怯士者，目大而不减，阴阳相失，其焦理纵。《决气》篇曰：上焦开发，宣五谷味，熏肤充身泽毛，若雾露之溉，是谓气；中焦受气取汁，变化而赤，是谓血。《营卫生会》篇曰：营出于中焦，卫出于下焦。又曰：上焦出于胃上口，并咽以上贯膈而布胸中，中焦亦并胃中，出上焦之后，泌糟粕，蒸津液，化精微，而为血，以

---

① 启玄：即唐代医家王冰。
② 徐遁：字正权，北宋齐州人，生卒不详，与苏轼、苏辙同时期人，自幼习医，医术高明，是当时大儒石介的入室弟子和乘龙快婿。
③ 两经：指《素问》与《灵枢》。

奉生身，故独得行于经隧，命曰营气。下焦者，别回肠，注于膀胱，而渗入焉。水谷者，居于胃中成糟粕，下大肠而成下焦。又曰：上焦如雾，中焦如沤，下焦如渎。《素问·五脏别论》曰：夫胃、大肠、小肠、三焦、膀胱，此五者天气之所生也。其气象天，故泻而不藏。《六节藏象论》曰：脾、胃、大肠、小肠、三焦、膀胱者，仓廪之本，营之居也。其在心包络，则《灵枢·邪客》篇曰：心者，五脏六腑之大主。其脏坚固，邪弗能容，容之则心伤，心伤则神去，神去则死矣。故诸邪之在于心者，皆在于心之包络。凡此是皆经旨。

夫既曰无形矣，何以有水道之出？又何以有厚薄、缓急、直结之分？又何以有曰纵、曰横之理？又何以如雾、如沤、如渎及谓气、谓血之别？心主亦曰无形矣，则代心而受邪者在于心之包络，使无其形又当受之何所？即此经文有无可见。夫《难经》者，为发明《内经》之难，故曰《难经》。而《难经》实出于《内经》，今《内经》详其名状，《难经》言其无形，将从《难经》之无乎？抑从《内经》之有乎？再若徐、陈二子所言三焦之状，指为肾下之脂膜，果若其然，则何以名为三？又何以分为上、中、下？又何以言其为腑？此之为说，不知何所考据，更属不经。

客曰：心之包络，于文于义，犹为可晓，而古今诸贤历指其为裹心之膜，固无疑矣。至若三焦者，今既曰有形，又非徐、陈之论，然则果为何物耶？曰：但以字义求之，则得之矣。夫所谓三者，象三才也，际上极下之谓也。所谓焦者，象火类也，色赤属阳之谓也。今夫人之一身，外自皮毛，内自脏腑，无巨无名，无细无目，其于腔腹周围上下全体，状若大囊者，果何物耶？且其著内一层，形色最赤，象如六合，总护诸阳，是非三焦而何？如《五癃津液别论》曰：三焦出气以温肌肉，充皮肤。固已显然指为肌肉之内，脏腑之外为三焦也。又如《背腧》篇曰：肺腧在三焦之间，心腧在五焦之间，膈腧在七焦之间，肝腧在九焦之间，脾腧在十一焦之间，肾腧在十四焦之间，岂非以躯体称焦乎？惟虞天民[①]曰：三焦者，指腔子而言，总曰三焦，其体有脂膜在腔子之内，包罗乎五脏六腑之外也[②]。此说近之，第亦未明焦字之义，而脂膜之说未免又添一层矣。

至其相配表里，则三焦为脏腑之外卫，心包络为君主之外卫，犹夫帝阙之重城，故皆属阳，均称相火，而其脉络原自相通，允为表里。《灵枢·经脉》篇曰：心主手厥阴之脉，出属心包络，下膈，历络三焦。手少阳之脉，散络心包，合心主。《素问·血气形志》篇曰：手少阳与心主为表里，此固甚明，无庸辨也。客曰：既三焦、心主为表里，何以复有命门、三焦表里之说？曰：三焦、包络为表里，此《内经》一阴一阳之定耦，初无命门表里之说，亦无命门之名，惟《灵枢·根结》《卫气》及《素问·阴阳离合》等篇云：太阳根于至阴，结于命门，命门者，目也。此盖指太阳经穴终于睛明。睛明所夹之处是为脑心，乃至命之处，故曰命门。

此外，并无左右肾之分，亦无右肾为命门之说，而命门之始，亦起于《三十六难》，曰：肾有两者，非皆肾也，左者为肾，右者为命门。命门者，精神之所舍，原气之所系，男子以藏精，女子以系胞。王叔和遂因之而曰，肾与命门俱出尺部，以致后世遂有命门表里之配，而《内经》实所无也。客曰：

---

①　虞天民：虞抟（1438—1517），字天民，自号华溪恒德老人，著有《医学正传》《方脉发蒙》等。

②　三焦者……之外也：语本虞抟《医学正传·卷之一·医学或问》。

《内经》既无命门，《难经》何以有之？而命门之解，终当何似？曰：《难经》诸篇，皆出《内经》，而此命门或必有据。意者去古既远，经文不无脱误，诚有如《七难》滑氏之注云者滑氏注《七难》曰：首篇称经言二字，考之《灵》《素》无所见，岂越人之时别有所谓上古文字耶？将《内经》有之而后世脱简耶？是不可知也①。惟是右肾为命门，男子以藏精，则左肾将藏何物乎？女子以系胞，则胞果何如而独系右肾乎？此所以不能无疑也。予因历考诸书，见《黄庭经》曰：上有黄庭下关元，后有幽阙前命门。又曰：闭塞命门似玉都。又曰：丹田之中精气微，玉房之中神门户②。梁丘子注曰：男以藏精，女以约血，故曰门户。又曰：关元之中，男子藏精之所③。元阳子④曰：命门者，下丹田，精气出飞之处也⑤。是皆医家所未言，而实足为斯发明者。又《脉经》曰：肾以膀胱合为府，合于下焦，在关元后⑥，左为肾，右为子户⑦。又曰：肾名胞门子户，尺中肾脉也⑧。此言右为子户者，仍是右者为命门之说。细详诸言，默有以会。

---

① 滑氏注……不可知也：语本滑寿《难经本义·上卷·七难》。

② 黄庭经曰……神门户：语出《黄庭外景经》。

③ 梁丘子注曰……之所：语本梁丘子《黄庭外景玉经注》。梁邱子，原名白履忠，唐朝人，字不详，汴州浚仪（今河南开封）人，生卒年均不详，博通文史，隐居大梁城，时号梁邱子。尝注《老子》及《黄庭内外景经》，并著《三玄精辩论》一卷，另有文集十卷传于世。

④ 元阳子：古代道家，生平不详。

⑤ 命门者……之处也：语出《云笈七签·卷十二·三洞经教部·上清黄庭内景经注》。

⑥ 后：《脉经·卷一·两手六脉所主五脏六腑阴阳逆顺第七》作"右"。

⑦ 脉经曰……右为子户：语本《脉经·卷一·两手六脉所主五脏六腑阴阳逆顺第七》。

⑧ 肾名胞门……肾脉也：语见《脉经·卷九·平妊娠分别男女将产诸证第一》。

夫所谓子户者，即子宫也，即玉房之中也，俗名子肠，居直肠之前，膀胱之后，当关元、气海之间，男精女血皆存乎此，而子由是生。故子宫者，实又男女之通称也。道家以先天真一之炁①藏乎此，为九还七返之基，故名之曰丹田。医家以冲任之脉盛于此，则月事以时下，故名之曰血室。叶文叔②曰：人受生之初，在胞胎之内，随母呼吸，受气而成。及乎生下，一点元灵之气聚于脐下③。自为呼吸，气之呼接乎天根，气之吸接乎地根，凡人之生，惟气为先，故又名为气海。然而名虽不同，而实则一子宫耳。子宫之下有一门，其在女者，可以手探而得，俗人名为产门。其在男者，于精泄之时，自有关阑知觉，请问此为何处？客曰：得非此即命门耶？曰：然也。请为再悉其解。

夫身形未生之初，父母交会之际，男之施由此门而出，女之摄由此门而入。及胎元既足，复由此出，其出其入，皆由此门，谓非先天立命之门户乎？及乎既生则三焦精炁，皆藏乎此。故《金丹大要》曰：炁聚则精盈，精盈则炁盛④。梁丘子曰：人生系命于精。《珠玉集⑤》曰：水是三才之祖，精为元炁之

---

① 炁（qì 气）：中国哲学、道教和中医学中常见的概念，一种形而上的能量，不同于气。炁乃先天之气，气乃后天之气。在中医学中指构成人体及维持生命活动的最基本能量，同时也具有生理机能的含义。

② 叶文叔：叶士表，字文叔，南宋道学内丹家，浙江临海人，曾注《悟真篇》。

③ 人受生……聚于脐下：语本《道藏·修真十书·悟真篇》（叶士表注）。

④ 炁聚则……炁盛：语见《金丹大要·上药卷第二·精气神说》。《金丹大要》，道学著作，元代道士陈致虚所撰。此书专论述内丹修炼理论及功法。

⑤ 珠玉集：亦作《群仙珠玉集》，未署作者，相传为南宋时道家白玉蟾所作。

根。然则，精去则炁去，炁去则命去，其固其去，皆由此门，谓非后天立命之门户乎？再阅《四十四难》有七冲门者，皆指出入之处而言。故凡出入之所，皆谓之门。而此一门者，最为巨会，焉得无名？此非命门，更属何所？

既知此处为命门，则男之藏精，女之系胞，皆有归着，而千古之疑可顿释矣。客曰：若夫然，则命门既非右肾，而又曰子宫，是又别为一府矣，所配何经？脉居何部？曰：十二经之表里阴阳固已配定，若以命门而再配一经，是肾脏惟一而经居其两，必无是理。且夫命门者，子宫之门户也。子宫者，肾脏藏精之府也。肾脏者，主先天真一之炁，北门锁钥之司也，而其所以为锁钥者，正赖命门之闭固，蓄坎中之真阳，以为一身生化之原也。此命门与肾，本同一气。《道经》谓：此当上下左右之中，其位象极，名为丹田①。夫丹者，奇也。故统于北方天一之藏，而其外腧命门一穴，正见督脉十四椎中。是命门原属于肾，又非别为一府也。《三十九难》亦曰：命门其气与肾通，则亦不离乎肾耳。惟是五脏各一，独肾有二，既有其二，象不无殊。譬以耳目一也，而左明于右；手足一也，而右强于左。故北方之神有蛇武，蛇主阳而武主阴；两尺之脉分左右，左主水而右主火。夫左阳右阴，理之常也，而此曰左水右火，又何为然？盖肾属子中，气应冬至，当阴阳中分之位，自冬至之后，天左旋而时为春，斗杓建于析木，日月右行合在亥，辰次会于娵訾②，是阳进一月，则会退一宫，而太阳渐行于右，

---

① 此当上下……丹田：所引文字未见于《道德经》之《道经》，或系其他古代道家著作。

② 娵訾（jūzǐ居籽）：星次名，《左传·襄公三十年》："自危十六度至奎四度为娵訾。"

人亦应之，故水位之右为火也，且人之四体，本以应地，地之刚在西北，亦当右尺为阳，理宜然者。

故《脉经》以肾脏之脉配两尺，但当曰左尺主肾中之真阴，右尺主肾中之真阳①。而命门为阳气之根，故随三焦相火之脉，同见于右尺则可。若谓左肾为肾，右肾为命门，则不可也。虽然，若合而言之，则左属水，右属火，而命门当附于右尺。分而言之，则命门象极，为消长之枢纽，左主升而右主降，前主阴而后主阳。故水象外暗而内明，坎卦内奇而外偶。肾两者，坎外之偶也；命门一者，坎中之奇也。一以统两，两以包一。是命门总主乎两肾，而两肾皆属于命门。故命门者，为水火之府，为阴阳之宅，为精气之海，为死生之窦。若命门亏损，则五脏六腑皆失所恃，而阴阳病变无所不至。其为故也，正以天地发生之道，终始于下；万物盛衰之理，盈虚在根。故许学士②独知补肾，薛立斋每重命门，二贤高见，迥出常人。盖得于王太仆所谓壮水之主，益火之原也。此诚性命之大本，医不知此，尚何足云？故予为申明，用广其义。即此篇前后诸论，虽多臆见，然悉揣经意，非敢妄言，凡我同心，幸为裁正③。

大宝论

为人不可不知医，以命为重也。而命之所系，惟阴与阳，

---

① 故脉经……真阳：《脉经·卷一·两手六脉所主五脏六腑阴阳逆顺第七》云，"肾与命门，俱出尺部"，张景岳认为，应该进一步明确左尺与右尺所主之不同，"但当"是语气词，非人名。

② 许学士：许叔微（1079—1154），字知可，宋真州（今江苏仪征县）白沙人。曾为翰林学士，故世称许学士。

③ 客有问曰……为裁正：语本《类经附翼·卷三·求正录·三焦包络命门辨》。

不识阴阳，焉知医理？此阴阳之不可不论也。夫阴阳之体，曰乾与坤；阴阳之用，曰水与火；阴阳之化，曰形与气。以生杀言，则阳主生，阴主杀；以寒热言，则热为阳，寒为阴。若其生化之机，则阳先阴后，阳施阴受。先天因气以化形，阳生阴也；后天因形以化气，阴生阳也。形即精也，精即水也；神即气也；气即火也。阴阳二气最不宜偏，不偏则气和而生物，偏则气乖而杀物。经曰：阴平阳秘，精神乃治；阴阳离决，精气乃绝。此先王所以悯生民之夭厄，因创明医道，以垂惠万世者，在教人以察阴阳、保生气而已也。

故《内经》于阴阳之理，惟恐人之不明，而切切谆谆，言之再四，奈何后学犹未能明。余请先言其二，而后言其一。夫二者阴也，后天之形也；一者阳也，先天之气也。神由气化，而气本乎天，所以发生吾身者，即真阳之气也；形以精成，而精生于气，所以成立吾身者，即真阴之气也。观《上古天真论》曰：女子二七而后天癸至，男子二八而后天癸至，非若阴生在后而阴成之难乎？又《阴阳应象大论》曰：人年四十而阴气自半也，非若阴衰在前而阴凋之易乎？所谓阴者，即吾之精而造吾之形也。夫无形则无患，有形必有毁。故人生全盛之数，惟二八之后，以至四旬之外，前后止二十余年而形体渐衰矣，此诚阴虚之象。由此观之，即谓之阳道实、阴道虚，若无不可。故丹溪引日月之盈亏，以为阳常有余、阴常不足之论，而立补阴、大补等丸，以黄柏、知母为神丹，家传户用，其害孰甚？殊不知天癸之未至，本由乎气，而阴气之自半，亦由乎气。是形虽在阴，而气则仍从阳也。此死生之机，不可不辨。余所谓先言其二者，即此是也。

何谓其一？一即阳也，阳之为义大矣。夫阴以阳为主，所关于造化之原，而为性命之本者，惟斯而已。何以见之？姑举其最要者，有三义焉：一曰形气之辨，二曰寒热之辨，三曰水火之辨。夫形气者，阳化气，阴成形。是形本属阴，而凡通体之温者，阳气也；一生之活者，阳气也；五官五脏之神明不测者，阳气也。及其既死，则身冷如冰，灵觉尽灭，形固存而气则去，此以阳脱在前，而阴留在后，是形气阴阳之辨也，非阴多于阳乎？二曰，寒热者，热为阳，寒为阴。春夏之暖为阳，秋冬之冷为阴。当长夏之暑，万国如炉，其时也，凡草木昆虫，咸苦煎炙，然愈热则愈繁，不热则不盛，及乎一夕风霜，即僵枯遍野。是热能生物，而过热者为病；寒无生意，而过寒则伐尽。然则，热无伤而寒可畏，此寒热阴阳之辨也，非寒强于热乎？三曰，水火者，水为阴，火为阳也。造化之权，全在水火，而水火之象有四，<small>日月水火为天四象，人耳目口鼻以应之；水火土石为地四体，人血气骨肉以应之</small>则日为太阳，火为少阳，水为太阴，月为少阴，此四象之真形而人所未达也。

　　余言未竟，适一耽医之客①过余者，闻而异之曰：月本太阴，火岂少阳？古无是说，何据云然？亦有所谓乎？曰：阳主乎外，阴主乎内，此阴阳之定位也。阳中无太阴，阴中无太阳，此阴阳之专主也。日丽乎天，此阳中之阳也，非太阳乎？月之在天，阳中之阴也，非少阴乎？水行于地，阴中之阴也，非太阴乎？火之在地，阴中之阳也，非少阳乎？此等大义诚丹溪所未知，故引日月盈亏，以证阴阳虚实。亦焉知水大于月②，独不虑阳之不足，阴之太过乎？客曰：阴阳太少之说，固若有理，

---

①　耽（dān 丹）医之客：喜欢医学的人。耽，喜欢。
②　月：原作"日"，据《类经附翼·卷三·求正录·大宝论》改。

至于水大于月①，便谓阴之有余，则凡天下之火不少也，阳岂独在于日乎？曰：是更有妙理存也。夫阴阳之性，太②者气刚，故日不可灭，水不可竭，此日为火之本，水为月之根也。少者气柔，故火有时息，月有时缺，此火是日之余，月是水之余也。惟其不灭者，方为真火，而时作时止者，岂即元阳？故惟真阳之火，乃能生物，而燎原之凡火，但能焦物病物。未闻有以烘炙而生物者，是安可以火喻日也？客曰：若如此言，则水诚太阴矣，然何以云天一生水？水非阳乎？又何以云水能生万物？水非生气乎？曰：此问更妙。夫天一者，天之一也，一即阳也，无一则止于六耳即六合上下四方。故水之生物者，赖此一也。水之化气者，亦赖此一也。不观乎春夏之水，土得之而能生能长者，非有此一乎？秋冬之水，土得之而不生不长者，非无此一乎？不惟不生而自且为冻，是水亦死矣。可见水之所以生，水之所以行，孰非阳气所主？此水中有阳耳，非水即为阳也。客曰：然则生化之权，皆由阳气，彼言阳有余者，诚非谬也，而子反虑其不足，非过虑乎？曰：余为此论，正为此耳。惟恐人之不悟，故首言形气，次言寒热，此言水火，总欲辨明阳非有余，不可不顾之义。夫阳主生，阴主杀。凡阳气不充，则生意不广，而况于无阳乎？故阳惟畏其衰，阴惟畏其盛，非阴能自盛也，阳衰则阴盛矣。凡万物之生由乎阳，万物之死亦由乎阳，非阳能死物也，阳来则生，阳去则死矣。试以太阳证之，可得其象。夫日行南陆，在时为冬，斯时也，非无日③也，第稍远耳，便见严寒难御之若此，万物凋零之若此。然则天地之和者，惟此

---

① 月：原作"日"，据《类经附翼·卷三·求正录·大宝论》改。
② 太：原作"大"，据《类经附翼·卷三·求正录·大宝论》改。
③ 日：原作"日日"，据《类经附翼·卷三·求正录·大宝论》改。

日也，万物之生者，亦惟此日也。设无此日，则天地虽大，一寒质耳，岂非六合尽冰壶，乾坤皆地狱乎？人是小乾坤，得阳则生，失阳则死。阳衰者，即亡阳之渐也，恃强者，即致衰之兆也，可不畏哉！故伏羲作《易》，首制一爻，此立元阳之祖也，文王衍《易》，凡六十四卦，皆以阳喻君子，阴喻小人，此明阳气之德也。乾之彖①曰：大哉乾元，万物资始，乃统天。此言元贯四德，阳为发育之首也。坤之初六②曰：履霜坚冰至。此虑阴之渐长，防其有妨化育也。大有③之象曰：大有元亨，火在天上。此言阳德之亨，无所不照也。《系辞》曰：天地之大德曰生。此切重生生之本也。《内经》曰：凡阴阳之要，阳密乃固。此言阴之所恃者，惟阳为主也。又曰：阳气者若天与日，失其所则折寿而不彰，故天运当以日光明。此言天之运，人之命，元元根本，总在太阳无两也。

凡此经训，盖自伏羲、黄帝、文王、岐伯、周公、孔子，六大圣人，千古相传，若出一口。岂畏余之私虑哉？由此言之，可见天之大宝只此一丸红日，人之大宝只此一息真阳。孰谓阳常有余，而欲以寒苦之物，伐此阳气，欲保生者，可如是乎？客曰：至哉！余得闻所生之自矣。然既有其道，岂无其法，欲固此阳，计从安出？曰：但知根本，即其要也。曰：何为根本？曰：命门是也。曰：余闻土生万物，故脾胃为五脏六腑之本。子言命门，余未解也。曰：不观人之初生，生由脐带，脐接丹田，是为气海，即命门也。所谓命门者，先天之生我者，由此而受，后天之我生者，由此而栽也。夫生之门即死之户，所以

---

① 彖（tuàn）：《周易》用以断定卦义之辞，附在经文之下。
② 初六：此指坤卦最下面一爻。
③ 大有：卦名，离上乾下，为《易经》六十四卦之第十四卦。

人之盛衰安危，皆系于此者，以其为生气之源，而气强则强，气衰则病，此虽至阴之地，而实元阳之宅。若彼脾胃者乃后天水谷之本，犹属元阳之子耳。子欲知医，其毋忽此所生之母焉。言难尽意，请再著《真阴论》以悉之何如？客忻然曰：愿再闻其义①。

真阴论

凡物之死生，本由阳气。顾今人之病阴虚者十常八九，又何谓哉？不知此一阴字，正阳气之根也。盖阴不可以无阳，非气无以生形也；阳不可以无阴，非形无以载气也。故物之生也生于阳，物之成也成于阴，此所谓元阴元阳，亦曰真精真气也。前篇言阴阳之生杀者，以寒热言其性用也；此篇言阴阳之生成者，以气质言其形体也。性用操消长之权，形体系存亡之本。欲知所以死生者，须察乎阳，察阳者，察其衰与不衰；欲知所以存亡者，须察乎阴，察阴者，察其坏与不坏。此保生之要法也。

稽之前辈，殊有误者，不识真阴面目，每多矫强立言。自河间主火之说行，而丹溪以寒苦为补阴，举世宗之，莫能禁止。揆厥所由，盖以热证明显，人多易见，寒证隐微，人多不知，而且于虚火实火之间，尤为难辨，亦孰知实热为病者，十中不过三四，虚火为病者，十中尝见六七。夫实热者，凡火也。凡火之盛，元气本无所伤，故可以苦寒折之，信手任心，何难之有？然当热去即止，不可过用，过则必伤元气，况可误认为火

---

① 为人不可……闻其义：语出明代张介宾之《类经附翼·卷三·求正录·大宝论》。

乎？虚火者，真阴之亏也。真阴不足，又岂苦劣难堪之物所能填补？矧沉寒之性，绝无生意，非惟不能补阴，抑且善败真火，若屡用之，多令人精寒无子，且未有不暗损寿元者。

第阴性柔缓，而因循玩用，弗之觉耳。尝见多寿之人，无不慎节生冷，所以得全阳气，即有老人，亦喜凉者，正以元阳本足，故能受寒，非寒凉之寿之也。由此观之，足征余言之非谬矣。盖自余有知以来，目睹苦寒之害人者，已不可胜纪。此非时医之误，实二子传之而然。先王仁爱之德，遭敝于此，使刘、朱之言不息，则轩岐之泽不彰，是诚斯道之大①魔，亦生民之厄运也。

夫成德掩瑕，岂非君子，余独何心，敢议先辈。盖恐争之不力，终使后人犹豫，长梦不醒，贻害弥深。顾余之念，但知有轩岐，而不知有诸子，但知有好生，而不知有避讳，此言之不容已也。然言之不明，孰若无言，余请详言真阴之象、真阴之藏、真阴之用、真阴之病、真阴之治，以悉其义。

所谓真阴之象者，犹家宅也，犹器具也，犹妻妾也。所贵乎家宅者，所以畜财也，无家宅则财必散矣；所贵乎器具者，所以保物也，无器具则物必毁矣；所贵乎妻妾者，所以助夫也，无妻妾则夫必荡矣。此阴以阳为主，阳以阴为根也。经曰：五脏者，主藏精者也，不可伤，伤则失守而阴虚，阴虚则无气，无气则死矣②。非以精为真阴乎？又曰：形肉已脱，九候虽调，犹死③。非以形为真阴乎？观形质之坏与不坏，即真阴之伤与不伤，此真阴之象，不可不察也。

---

① 大：原作"丈"，据《类经附翼·卷三·求正录·真阴论》改。
② 五脏者……则死矣：语见《灵枢·本神》。
③ 形肉……犹死：语见《素问·三部九候论》。

所谓真阴之藏者，凡五脏五液，各有所主，是五脏本皆属阴也。然经曰：肾者主水，受五脏六腑之精而藏之①。故五液皆归乎精，而五精皆统乎肾，肾有精室，是曰命门，为天一所居，即真阴之府。精藏于此，精即阴中之水也；气化于此，气即阴中之火也。命门居两肾之中，即人身之太极，由太极以生两仪，而水火具焉，消长系焉，故为受生之初，为性命之本。欲治真阴而舍命门，非其治也，此真阴之藏，不可不察也。

所谓真阴之用者，凡水火之功，缺一不可。命门之火谓之元气，命门之水谓之元精。五液充，则形体赖而强壮；五气治，则营卫赖以和调。此命门之水火，即十二脏之化源。故心赖之，则君主以明；肺赖之，则治节以行；脾胃赖之，济仓廪之富；肝胆赖之，资谋虑之本；膀胱赖之，则三焦气化；大小肠赖之，则传导自分。此虽云肾脏之伎巧，而实皆真阴之用，不可不察也。

所谓真阴之病者，凡阴气本无有余，阴病惟皆不足。即如阴胜于下者，原非阴盛，以命门之火衰也；阳胜于标者，原非阳盛，以命门之水亏也。水亏其源，则阴虚之病叠出；火衰其本，则阳虚之证迭生。如戴阳者，面赤如朱；格阳者，外热如火。或口渴咽焦，每引水以自救；或躁扰狂越，每欲卧于泥中；或五心烦热而消瘅骨蒸；或二便秘结而溺浆如汁；或为吐血衄血；或为咳嗽遗精；或斑②黄无汗者，由津液之枯涸；或中风瘈疭者，以精血之败伤。凡此之类，有属无根之焰，有因火不归原，是皆阴不足以配阳，病在阴中之水也。又如火亏于下，则阳衰于上，或为神气之昏沉，或为动履之困倦。其有头目眩

---

① 肾者主水……藏之：语见《素问·上古天真论》。

② 斑：原作"班"，据《类经附翼·卷三·求正录·真阴论》改。

运而七窍偏废者，有咽喉哽咽而呕恶气短者，皆上焦之阳虚也。有饮食不化而吞酸反胃者，有痞满隔塞而水泛为痰者，皆中焦之阳虚也。有清浊不分而肠鸣滑泄者，有阳痿精寒而脐腹多痛者，皆下焦之阳虚也。又或畏寒洒洒者，以火脏之阳虚，不能御寒也；或肌肉臕胀者，以土脏之阳虚，不能制水也；或拘挛痛痹者，以木脏之阳虚，不能营筋也；或寒嗽虚喘，身凉自汗者，以金脏之阳虚，不能保肺也；或精遗血泄，二便失禁，腰脊如折，骨痛之极者，以水脏之阳虚，精髓内竭也。凡此之类，或以阴强之反克，或由元气之被伤，皆阳不足以胜阴，病在阴中之火也。王太仆曰：寒之不寒，责其无水；热之不热，责其无火[①]。无火无水，皆在命门，总曰阴虚之病，不可不察也。

所谓真阴之治者，凡乱有所由起，病有所由生，故治病必当求本。盖五脏之本，本在命门，神气之本，本在元精，此即真阴之谓也。王太仆曰：壮水之主，以制阳光，益火之元，以消阴翳[②]，正此谓也。许学士曰：补脾不如补肾[③]，亦此谓也。近惟我明薛立斋，独得其妙，而常用仲景八味丸，即益火之剂也，钱氏六味丸，即壮水之剂也。每以济人，多收奇效，诚然善矣。第真阴既虚，则不宜再泄，二方俱用茯苓、泽泻，渗利太过，即仲景《金匮》，亦为利水而设，虽曰于大补之中，加此

① 寒之不寒……无火：语见《黄帝内经素问补注·卷之四十八·至真要大论篇下》。

② 壮水……阴翳：语本《黄帝内经素问补注·卷之四十八·至真要大论篇下》。

③ 许学士……补肾：世人皆云"补脾不如补肾"，首见于许叔微的《普济本事方》，然查今本《普济本事方》无此文，实于南宋另一名医严用和《严氏济生方·五脏门·脾胃虚实论治》发现"古人云不如补脾，余谓，补脾不若补肾"的记载。

何害，然未免减去补力，而奏功为难矣。使或阴气虽弱，未至大伤，或藏气微滞，而兼痰湿水邪者，则正宜用此。若精气大损，年力俱衰，真阴内乏，虚痰假火等证，即从纯补，犹嫌不足，若加渗利，如实漏卮①矣。故当察微甚缓急，而用随其人，斯为尽善。

余及中年，方悟补阴之理，因推广其义，用六味之意，而不用六味之方，活人应手之效，真有不能尽述者。夫病变非一，何独重阴？有弗达者，必哂为谬，姑再陈之，以见其略。如寒邪中人，本为表证，而汗液之化，必由乎阴也。中风为病，身多偏枯，而筋脉之败，必由乎阴也。虚劳生火，非壮水何以救其燎原？泻痢亡阴，非补肾何以固其门户？臌胀由乎水邪，主水者须求水脏；关格本乎阴虚，欲强阴舍阴不可。此数者，乃疾病中最大之纲领，明者觉之，可因斯而三反矣。故治水治火，皆从肾气，此正重在命门，而阳以阴为基也。老子曰："知其雄，守其雌②。"夫雄动而作，雌静而守，然动必归静，雄必归雌，此雄之不可不知，雌之不可不守也。邵子③曰："三月春光留不住，春归春意难分付。凡言归者必归家，为问春家在何处④？"夫阳春有脚，能去能来，识其所归，则可藏可留，而长

---

① 漏卮：原指底部有孔的酒器，此借指真阴泄漏。

② 知其雄守其雌：语本《道德经·第二十八章》："知其雄，守其雌，为天下溪。"

③ 邵子：邵子即邵雍，邵雍（1011—1077）北宋哲学家、易学家，字尧夫，谥号康节，自号安乐先生、伊川翁，后人称百源先生。创"先天学"，以为万物皆由"太极"演化而成。著有《观物篇》《先天图》《伊川击壤集》《皇极经世》等。

④ 三月春光……在何处：语本《伊川击壤集·卷之八·问春》的前四句，原文前四句为："三月春归留不住，春归春意难分付。凡言归者必归家，为问春家在何处？"

春在我矣。此二子之教我_{去去于剥，来来于复，不治已病治未病，不治已乱治未乱，此之谓也}，真我之大宗师也。人能知雄之有雌，春之有家，则知真阴之为义矣。余因制二归丸方，愿与知本知音者共之。

治法曰：见痰休治痰，见血休治血。无汗不发汗，有热莫攻热。喘生休耗气，精遗不涩泄。明得个中趣，方是医中杰①。行医不识气，治病从何据。堪笑道中人，未到知音处②。观其诗意，皆言不治之治，正《内经》求本之理耳，诚格言也③。

张子和标本歌④

少阳从本为相火，太阴从本湿土坐。厥阴从中火是家，阳明从中湿是我。太阳少阴标本从，阴阳二气相包裹。风从火断汗之宜，燥与湿兼下之可。万病能将火湿分，彻开轩岐无缝锁。

景岳曰：谓风从火断汗之宜，燥与湿兼下之可。此概指六气从化，皆为有余，而欲以汗下二法尽之。然汗多亡阳，下多亡阴，岂诸病尽有余，而必无不及者耶？殊失圣经本意。夫六经之气，时有盛衰，气有余则化生太过，气不足则化生不前。从其化者化生之常，得其常则化生不息；逆其化者化之变，值变则强弱为灾。如木从火化也，火盛则木从其化，此化之太过也，阳衰则木失其化，此化之不前也。燥从湿化也，湿盛则燥

---

① 见痰休治痰……中杰：语出《医宗必读·肾为先天本脾为后天本论》，引述明代医家王应震格言。王应震，字震云，明末清初医家，生平不详。

② 行医不识气……音处：语出《景岳全书·卷之三·杂证谟·诸气·经义》，引述王应震格言。

③ 凡物之死生……言也：语出《类经附翼·卷三·求正录·真阴论》。

④ 张子和标本歌：语出《儒门事亲·卷十四·标本中气歌》。

从其化，此化之太过也，土衰则金失其化，亦化之不前也。五行之气，正对俱然，此标本化生之理所必然者。化而太过宜抑，化而不及者不宜培耶？治失其当，又安得谓之善哉？知乎此，则可以言化生之妙用矣①！

诸病皆当求本，惟中满与小大不利两症当治标耳。盖中满则上焦不通，小大不利则下焦不通，此不得不为治标以开通道路，而为升降之所由。是治标即所以治本也②。先病为本，后病为标。

司天歌

子午少阴为君火，丑未太阴临湿土。寅申少阳相火旺，卯酉阳明燥金所。辰戌太阳寒水边，巳亥厥阴风木主。初气起地之左间，司天在泉对面数司天主上半年，在泉主下半年。

太阳天化寒，地寒水；厥阴天化风，地风木；少阴天化热，地君火；太阴天化雨，地湿土；少阳天化暑，地相火；阳明天化清，地燥金③。

司天在泉指掌图说

六气以厥阴为一阴，少阴为二阴，太阴为三阴，少阳为一阳，阳明为二阳，太阳为三阳，故但记"厥少太、少阳太"六字，则六气尽矣。"厥少太"为三阴，"少阳太"为三阳也。其

---

① 谓风从火……妙用矣：语出《类经图翼·卷四·标本中气从化解》。

② 诸病皆当……治本也：语出《景岳全书·卷之二（入集）·传忠录（中）·标本论十五》。

③ 子午少阴……地燥金：语出《类经图翼·卷二·运气下·司天在泉图解》。

法以巳亥为始，即起厥阴司天，故于巳亥位起厥字，子午位为少字，丑未位为太字，顺数到底，皆其年分之司天也。其余五气，循次可推矣。

推六气：凡司天前二位即初气，前一位即二气，本位司天为三气，后一位为四气，后二位为五气，后三位为终气，即在泉也。掌中一轮，六气了然在握。

《逐年主气图说》：正、二两月属厥阴风木，为初之气；三、四两月属少阴君火，为二之气；五、六两月属少阳相火，为三之气；七、八两月属太阴湿土，为四之气；九、十两月属阳明燥金，为五之气；十一、十二两月属太阳寒水，为终之气①。

四时阴阳从之则生逆之则死

逆春气则少阳不生，肝气内变；逆夏气则太阳不长，心气内洞；逆秋气则太阴不收，肺气焦满；逆冬气则少阴不藏，肾气独沉。夫四时阴阳者，万物之根本也。所以圣人春夏养阳，秋冬养阴，以从其根。从阴阳则生，逆之则死，从之则治，逆之则乱。反顺为逆是谓内格。内格者，逆天者也，世未有逆天而能生者也②。

阴阳应象

黄帝曰：阴阳者，天地之道也，万物之纲纪，变化之父母，生杀之本始，神明之府也，治病必求于本。故积阳为天，积阴为地。阴静阳躁，阳生阴长，阳杀阴藏。阳化气，阴成形。寒

---

① 六气以…为终之气：语见《类经图翼·卷二·运气下·司天在泉图解》。

② 逆春气……能生者也：语出《素问·四气调神大论》。

极生热，热极生寒。寒气生浊，热气生清。清气在下，则生飧泄；浊气在上，则生䐜胀。此阴阳反作，病①之逆从也。

故清阳为天，浊阴为地；地气上为云，天气下为雨；雨出地气，云出天气。故清阳出上窍，浊阴出下窍。清阳发腠理，浊阴走五脏；清阳实四肢，浊阴归六腑。

水为阴，火为阳。阳为气，阴为味。味归形，形归气，气归精，精归化；精食气，形食味，化生精，气生形。味伤形，气伤精；精化为气，气伤于味。

阴味出下窍，阳气出上窍。味厚者为阴，薄为阴之阳。气厚者为阳，薄为阳之阴。味厚则泄，薄则通。气薄则发泄，厚则发热。壮火之气衰，少火之气壮，壮火食气，气食少火，壮火散气，少火生气。气味，辛甘发散为阳，酸苦涌②泄为阴。

阴胜则阳病，阳胜则阴病。阳胜则热，阴胜则寒。重寒则热，重热则寒。寒伤形，热伤气。气伤痛，形伤肿。故先痛而后肿者，气伤形也；先肿而后痛者，形伤气也。风胜则动，热胜则肿，燥胜则干，寒胜则浮，湿胜则濡泄。

天有四时五行，以生长收藏，以生寒暑燥湿风。人有五脏，化五气，以生喜怒悲忧恐。故喜怒伤气，寒暑伤形。暴怒伤阴，暴喜伤阳。厥气上行，满脉去形。喜怒不节，寒暑过度，生乃不固。故重阴必阳，重阳必阴。故曰：冬伤于寒，春必病温；春伤于风，夏生飧泄；夏伤于暑，秋必痎疟；秋伤于湿，冬生咳嗽。

故曰：天地者，万物之上下也；阴阳者，血气之男女也；左右者，阴阳之道路也；水火者，阴阳之征兆也；阴阳者，万

---

① 病：原无，据《素问·阴阳应象大论》补。

② 涌：原作"漏"，据《素问·阴阳应象大论》改。

物之能始也。故曰：阴在内，阳之守也；阳在外，阴之使也。阳虚则外寒，阴虚则内热，阳盛则外热，阴盛则内寒①。

阴阳之中复有阴阳

故曰：阴中有阴，阳中有阳。平旦至日中，天之阳，阳中之阳也；日中至黄昏，天之阳，阳中之阴也；合夜至鸡鸣，天之阴，阴中之阴也；鸡鸣至平旦，天之阴，阴中之阳也。故人亦应之。

夫言人之阴阳，则外为阳，内为阴。言人身之阴阳，背为阳，腹为阴。言人身脏腑中之阴阳，则脏者为阴，腑者为阳。肝心脾肺肾五脏皆为阴，胆胃大肠小肠膀胱三焦六腑皆为阳。所以欲知阴中之阴、阳中之阳者何也？为冬病在阴，夏病在阳，春病在阴，秋病在阳，皆视其所在，为施针石也。故背为阳，阳中之阳，心也；背为阳，阳中之阴，肺也；腹为阴，阴中之阴，肾也；腹为阴，阴中之阳，肝也；腹为阴，阴中之至阴，脾也。此皆阴阳表里内外雌雄相输②应也，故以应天之阴阳也③。

肝为一阳，心为二阳④，肺脾肾俱属阴，是二火不胜三水⑤也。

脾不主时

帝曰：脾不主时，何也？岐伯曰：脾者土也，治中央，常

---

① 黄帝曰……则内寒：语出《素问·阴阳应象大论》。
② 输：原作"轮"，据《素问·金匮真言论》改。
③ 故曰……应天之阴阳也：语见《素问·金匮真言论》。
④ 肝为一阳……二阳：语本《素问·逆调论》。
⑤ 二火不胜三水：语本《素问·示从容论》。

以四时长四藏，各十八日寄治，不得独主于时也。脾脏者，常著胃土之精也，土者生万物而法天地，故上下至头足，不得主时也①。

天五生土，有地即有土矣。若土生在后，则水、火、木、金无不赖土，土岂后生者哉？然土之所以言五与十者，盖五为全数之中，十为成数之极。中者言土之不偏而总统乎四方，极②者言物之归宿而包藏乎万有，皆非所以言后也③。

妇人重身毒之何如

黄帝问曰：妇人重身毒之何如？岐伯曰：有故无殒，亦无殒也。帝曰：愿闻其故何谓也？岐伯曰：大积大聚，其可犯也，衰其大半而止，过者死④。

至孕妇及麻痘亦犹是也，俱要论脉体用药方为得宜，切勿可因药性拘泥也。

调元小引 旋宫稿

医之一道，燮理阴阳，岂易言哉！夫人身一小天地也，阴阳特患不平，苟得其平，何病之有？业医者首以阴阳分重轻，阳为重，阴稍轻。阴虚减性，勿药渐回。阳虚不补，何以望生。譬之炊饭，柴薪时添，方可炊熟。

---

① 帝曰……主时也：语见《素问·太阴阳明论》。

② 极：原作"十"，据《类经图翼·一卷·运气上·五行生成数解》改。

③ 天五生土……言后也：语见《类经图翼·一卷·运气上·五行生成数解》引戴廷槐之言。戴廷槐，明代诗人，精通易学及历算，福建长泰人，隆庆中贡生。

④ 黄帝问曰……过者死：语见《素问·六元正纪大论》。

故论病之源，皆由体之虚实所致。寒从内亏，相感而生；热缘火旺，同类相招。阳虚之症，其来也渐，病去亦渐，服药相安，便是功效。阴虚见症，稍速得药，日见少减。近时医流，不辨症之虚实，不辨药之阴阳升降，并不知四时用药逆从，徒问症执方而已。

即诊脉一道，阴阳表里虚实及经络部位，鲜能寻源晰委。病之虚实何由得悉？不过借诊为名，妄言寒热，以虚作实，误人非浅，可胜道哉！或云下虚上实及虚中挟热之症，盖下虚无火，上实便是假实。即有客热，一清便除。或食少齿疼，辄云脾肾两亏，但知伐肝滋肾补脾。

按图论脉云，左尺属水，皆由胸无主见。孰不知六脉各有阴阳，阴阳分明，方可言诊。经络分明，方可言证。知斯二者，方可言医。阴虚者微用补阳，尚可以防阳之不足。若阳虚之人兼用苦寒，则雪上加霜矣。盖阳虚之人，阴本不足，但补阳真阴自生。阳能生阴，譬之用火取水，逼肖其情。若云阴能生阳，妄谓水中生火，即曰油能生火，酒能生火，虽有燃机，亦必借火。

据余之意，阴但能养阳，致火不妄动耳。第今人阳虚十居八九，用药补阳必兼补其阴，往往不效，反归咎补阳之误。故景岳曰：善补阳者，阴中求阳[①]。何况专以补阴为急，虽无速祸，日消月削，误人于冥冥之中，而莫之觉也。良可叹矣！

论脏腑分阴阳 旋宫稿

六腑为阳，五脏为阴。譬之宰猪，裂其腹，则心、肝、肺、

[①]　善补阳……求阳：语出《景岳全书·卷之五十·新方八阵·补略》。

脾、肾俱有血迹。六腑惟胆微见血，余大小肠、肚及膀胱俱是水脏，无血迹。故丹溪曰：气有余便是火，水脏暖之谓也。景岳曰：气不足便是寒，水脏冷之云也。《医学真传》云：论三阳之气所生，太阳之气生于膀胱，少阳之气生于两肾之中，阳明之气生于胃。营卫之气生于阳明，故肾为先天，脾胃为后天。先天之不足，必借后天培补之功。以余度之，补先天必须温肠胃、暖丹田。故水中之气即真气，气中之水即真阴。所以水脏暖，气自旺，津液上升，五脏受荫，真阴自生，百病不染。《医林指月①》云：医能补阳，十个能医九个生②。即此意也。

辨四时所伤之病_{旋宫稿}

春主肝木，其恶风，易感风寒，皆由肝肺二经阳虚，肺金不能制木。以致肝之阴邪克土，故春伤于风，夏生飧泄，宜补火土为主。故阳衰，木亦失其化也。

夏主火炎，其恶热，君火若旺，易受暑热，此重阳相遇，热极生寒。故夏伤于暑，秋必痎疟，宜去火抽薪，以伐肝为主。至于脾寒，宜补火土，又忌伐肝。

秋主燥金，其恶寒，燥从湿化，湿盛则化之太过。故秋伤于湿，冬生咳嗽，宜温土金为主。土衰，金亦失其化也。

冬主寒水，其恶燥，命火若衰，易感于寒。此重阴相感，寒极生热。故冬伤于寒，春必病瘟，宜引火归原，以补阳为主。此症惟贫弱之人，患者多皆由饥寒交迫之故也。阳虚之人宜避

① 医林指月：医学丛书。清代王琦辑。刊于1767年。共辑集宋、元、明、清时医著十二种（另附一种）。王琦，清代医家（1696—1774），字载韩，号琢崖，晚号胥山老人。

② 医能补阳……九个生：未见于《医林指月》。

之，以免缠染。

辨各经阴阳所生歌_{旋宫稿}

脾阴本是心经生，脾阳当从丙火添。肺阴生本于胃土，肺阳还从脾土补。

肾阴生于肺金上，肾阳须赖大肠旺。肝阴长于肾水边，肝阳下焦从则仙。

心阴赖乎肝经藏，心阳还赖胆经强。包络本是手厥阴，阴阳还从心经寻。

三焦本火阴相当，胆阳三焦阴是肝。小肠气从膀胱壮，小肠之阴心里向。

胃阳三焦阴是脾，大肠阳胃阴从肺。膀胱阳从大肠气，膀胱阴赖肾水寄。

细详《内景图》可知其义。故治法曰：行医不识气，治病从何据？

辨火虚实及阳衰精竭论_{旋宫稿}

人之虚实即物之权衡，盖治病亦当察物。医不喻物，终不知治。想实火有何难治，滋水清热人皆得而知。第虚火投凉剂，譬之旱秆曝晒未干，堆放树上，湿蒸上腾，雨下虽稍平，转眄①仍然②。虚火之治喻此可知。夫人精髓内竭，但知填精补髓之品，孰不知由阳亏之甚。治欲得其当，又宜详釜中收胶，其义可知矣。故治法曰：行医不识气，治病从何据？殆其意耳。

---

① 转眄（xì细）：转眼。喻时间短促。
② 然：同"燃"。

肺气论_{旋宫稿}

肺开窍于鼻，纳清气，喻天，卦乾，属金，生水，为人身之外卫，诸气之主帅，其气为雾。故天气燥，地气热；天气清，地气平；天气寒，地气冷。天气不开，风雨骤至。大凡人之疾病易入者，缘肺气之不畅也。肺气不畅，忌用补阴实卫之药，以辛散之剂为妙。经曰：人身一小天地也。欲明其义，譬之于天盖可知矣。

肺脾胃合论_{旋宫稿}

肺居上，比天，卦乾，主皮毛，属城郭。天气通于肺，诸气统于肺。凡饮食津液，由肺宣布各脏。经曰：气盛则精盈，名曰相傅之官。若肺气薄弱无权，何能宣布？留而为痰为滞，病端百出。故肺为人身之外卫，首当重也。脾胃为后天，位居中州，以四时各长四脏，为水谷之海，忌有余不足。经曰：胃阳弱，百病生。脾阴足，万邪息①。惟脾胃所关甚大，忌贪口腹②。此即后天培养之道也。

扶阳论_{旋宫稿}

天之大宝为一丸红日，人之大宝为一点真阳。然时过则衰，雾浸则弱。尝见用水晶镜③向日取火，鲜有不燃。当日不红，为阴所蔽，下午缘老阳不足，虽有日俱不能取。日尚如斯，何况于人？人若真阳不足，精神欠爽，迷朦度日，虽天癸不断，

---

① 胃阳弱……万邪息：语本《古今医鉴·卷之一·病机·病机赋》。
② 口腹：口和腹。多指饮食吃喝。
③ 水晶镜：水晶制作的凹面镜。

焉能求嗣？故求子息者，必须峻补真阳，使有纲缊之气，而后可以种胎。忌用苦寒之味，擅损真阳，自绝于天。人若识此，岂但举子，却病延年又何不可。盖剥而能复者，天也；扶而不败者，人也。邵子曰：识其所归，则可藏可留①。审此，余非臆说也，故作《扶阳论》。

寻脉根源_{旋宫稿}

脉有三部，寸关尺也。尺外以候肾，尺里以候腹中。外即尺上，里即尺下。腹中左属小肠膀胱，右属大肠命门。左关外以候肝，内以候膈，膈即胆也。外即关上，内即关下。左寸外以候心，内以候膻中，膻中即气海也。右关外以候胃，内以候脾。右寸外以候肺，内以候胸中之气。部有三候，浮中沉也。浮以候表，表属阳即卫气也。沉以候里，里即脏气营气也。中以候胃，胃即元气也。浮部微小无力属表虚，即有外感只可温中，禁用表药。沉部微小无力此真阴内损，虽有客热，略可清解，切勿用漓渗之品。中部独急大属胃阳弱，切勿用寒胃香散相克之药。故经曰：五脏皆有胃气。有胃则生，无胃则死。然左升右降，循环定位。推而内之，外不外，病在内。推而外之，内不内，病在外。推而上之，下不下，病在上。推而下之，上不上，病在下。推而不上不下，病在中。诊能贯此，更兼六变七诊同参，虽不中肯，亦不远矣。

辨寒症脉_{旋宫稿}

紧数带浮，发热无汗，或酸疼，表候也，或阳为阴蔽。沉

---

① 邵子曰……可藏可留：此句非邵子（邵雍）所言，而是张介宾对邵雍原文的引申，语见《类经附翼·卷三·求正录·真阴论》。

紧而数，必有头疼、身热等证，亦属表邪。不可因沉，认为里也。数而无力，必是外感，只可温中。

辨热症脉 旋宫稿

浮有力神，痰现于中。气壅于上，或弦大带滑，可卜是火。数而滑实，方可言热。沉数洪滑，必是内热。

辨阴虚脉 旋宫稿

浮而无力空豁者，阴不足或血不营心。精不化气，中虚可知。数带弦滑，阴虚无疑。数而结者，尤为可据。

辨阳虚脉 旋宫稿

数小无力证虚寒，或兼弦涩亦其候。浮迟内虚沉迟表，迟上迟下须分晓。

缓而结者尤自可，迟兼细小真阳亏迟在上者气不化水补阳，迟在下者精不化气补阴。

用药八略引 旋宫稿

补者，补其不足也。和者，和其用药之过也。惟明治未病之意，方知用药之义。攻者，逐其病也；散者，散其邪也；寒者，去其热也；热者，逐其痼冷也；固者，固其门户也；因者，称体之虚实也。凡药之升降，辛甘无降，酸咸苦涩少升，尤宜辨明温凉。香散大热之品，至攻散固三略。用药尤当审体症虚实及药性之温凉。邪浅者，忌峻和雄悍之属；热多者，忌升提温燥之属；寒多者，忌清凉之属；体虚者，清凉香散尤宜避忌。八略之义尽在形情气味，求诸此而得知矣。

练药参活论 旋宫稿

治病不但识症虚实为难，即药之升降练将亦非易事。同道者务宜细心参活，体认意义。倘视之为易，祸犹反掌。譬之黄芪，本草列之首，补中益气汤用之，本下焦元气足，因脾胃暂虚，服之有效。比之炉火暂蔽，提拨自焰。倘下焦元气不足，投之反殃。由之炉火本虚，拨之即焰，转盼复灭。倘婴孩气虚下陷，施用黄芪亦宜下气为使，防提拨太过，气往上奔。即《内经》"治未病"之意也。然左升右降，循环定位，右虽主降，倘气虚即有外感等症，攻散禁用降药。左虽宜升，然当其症用降成功，用升反殃何也？易医云：其中有个肯綮，最在形情气味①。余言不赘，举一隅可知也。

姜附赞 旋宫稿

胃属戊土，寄四季之末，得中和之气。以四时各长四脏，故金非土不生，水非土不蓄，木非土不培，火非土不营。滋润培补，由嗌入胃，要知有余不及之意。夫有余之症，即子和论法，燥与湿兼，下之可，用承气汤何害？至不及之症，亦当参景岳之论，宜并用姜附常服，方可保身。况胃为水谷之海，居三焦之中，兼多气多血，否则升上降下，少有纲缊，四脏何能借长？今人畏附片有毒，不敢多服，但要制去咸味，自无毒耳。至川姜尤不敢多用，畏其散耳，但川姜并非香散者。比若脉绝身冷，四味回阳饮用之成功，倘散安能复脉回阳？余并用姜附长服十余年，毫无毒散之弊，而体渐旺。譬之肉食厚味，若胃

---

① 其中……气味：语见《类经附翼·卷一·医易义》。

弱之人倘过服，不但不见滋培，非停滞即飧泄，其病立见。即便是毒①。

余届五旬，表弟王苣丰赠句云：阴阳参透长生诀，姜附堪为却老符。盖姜附之为用，有回天之力，岂寻常之品可比哉！

辨用药不求形情气味深解_{旋宫稿}

补火之说，人知以炉巴②、固芷③为要。然不知炉巴性烈，只可暂用，宣行下焦之滞。固芷性降，下焦冷气上冲心腹，用之斯宜。若元气不足，久投殆非所宜。泄泻之证，黄连厚肠胃，用之实火斯宜。秦艽养血营筋之说，内潮实热，施投无不见效。概施虚证，祸旋反掌。波叩④、砂仁，中上二焦有停滞，投之味气自开。元气虚弱，投之食减神耗。若重用姜附为君，黄芪为佐，味气立复。余略陈数条，可以隅举。

备录_{旋宫稿}

戚友见余治病屡有征验，嘱余录案。余曰：此胶柱鼓瑟耳，岂足以云医道哉！夫医理全在阴阳生克，体认真切，即医中之要，何以案为？

姑略举数端以证之。向有友人邓子，曾患二便频数且热，小水清浊不分，自用分清解湿之剂，不效且甚。余诊而言曰：此阳虚下陷耳。余即用扶阳提气之药，接服四五剂，其病全愈。邓子喜而言曰：吾病瘥，可饭食见增，酒力却减，其故为何？

---

① 即便是毒：此处上下语意不通顺，疑有脱文。
② 炉巴：即胡芦巴。
③ 固芷：即补骨脂。
④ 波叩：即白豆蔻。

余曰：饭增阳渐转耳，酒力减阴寒除故不胜耳。邓子服其论。表弟王春帆问难于余，曰：吾素不能早起，每夜坐虽久无伤。早饭延至午刻，亦不甚饥。勿若晚食加味，此曷以故？余答曰：由营卫反背耳。午以前卫气应流行于阳分，而反流入于阴；午以后卫气应渐行于阴分，而反流入于阳。春帆亦深服其说。表兄伯祥者，自滇归，适在其侧，云：闻有某府居民，村落倘见鼠自屋梁接连坠毙，遍村不能免灾，惟举家迁住大坂之中，始得免。根究何故？余复答曰：此必滇省之西也。西方属金，阴寒之极。金生水，鼠子属癸水也，寒金之毒先中鼠，是生者为克，而后缠于人，人生于寅。丑牛属土也，故不缠牛。大坂之中，戊土纯阳以克为用，水有所制，人能脱灾，不亦宜乎！满座贴服。余论之当爰录此，以为举隅之一助云。

先生因病习医，以聪颖过人，数月后即参透阴阳之理，发出确当之论，言近指远①，守约施博，真所谓上医医国，持此以寿世者也。晴岚王昀谨识。

---

① 言近指远：也称"言近旨远"，话很浅近，含义却很深远。语出《孟子·尽心下》："言近而指远者，善言也。"

校注后记

本书为校注本《医学寻源》。书中将藏象、脉法、察色、经络穴位等内容归为上卷，将五行、易学、脏腑、临床心得体会等内容归为下卷，对中医学的概貌进行探讨，以扶阳固本、重视元气理论为主导。《医学寻源》是研究中医基础理论并加阐述，结合诊断临床之作，辑著者郑昭临床以"扶阳学说"立论，多借鉴明代张介宾，内容颇多辑录自张介宾的《景岳全书》《类经图翼》《类经附翼》等书。

校注之初经实地调研，中国中医科学院图书馆、北京中医药大学图书馆、中华医学会上海分会图书馆藏道光四年（1824）家刻本为同一种刻本。另外，上海中医药大学图书馆有1979年4月沈秉一据中华医学会上海分会图书馆藏本所录抄本。最终确定以道光四年家刻本作为底本进行校注。

《医学寻源》成书后刊刻较少，郑氏倡导温阳固本之学说，具有一定的学术价值，故而此次"中医药古籍保护与利用能力建设项目"确定对此书进行校注。

《医学寻源》为中医基础理论类著作。全书共分上下两卷，另附插图十七幅，系清代医家郑昭辑撰于道光四年。

郑氏在其自叙中谈到，其年二十三因染时症，过服克伐之药而伤及元气，年三十四家中遭遇较大变故，病转剧，经他医诊治无效，乃自为调治，又历两载始得复原。其内弟王芑丰谓：郑氏服姜附近十载而精神倍于少时。依此推断，道光四年成书之时，郑昭氏大约四十五岁，故郑昭生于1779年左右，卒年不详。郑氏中年历经较大变故后，从自己的实践中得到很多医学理论与经验的体悟，于是自己"博辑群书，编成一帙，间附管见，名曰《医学寻源》"。

和现代中医学基础教材相比，本书与之有许多相似之处。但是，也有一些不同之处，最重要的区别是，本书没有单列现代中医基础教材所具有的脏腑学说，而代之以内景图和周身骨部名目。

内景图是人体内脏的解剖图。图后附"内景真传说"，详细描述人体内脏腑的解剖结构。周身骨部名目摘自张介宾的《类经图翼》，主要介绍人体体表的解剖结构。内景图和周身骨度名目合起来近乎构成了人体的大体解剖学。书中"内景真传说"曰："前贤于人身之经络部分，重见叠出，而于内景则略之。华佗虽有内照图，然亦有难辨而未悉者，余故考而分别之。"这表明作者认为，解剖学对于一个学习中医的人来说是最基本的知识，但是前贤不够重视，故要着重介绍。

与此同时，在介绍脏腑解剖的过程中，将藏象学说的内容穿插其中。如"内景真传说"曰："心发四系。一系上连于肺。一系从左透膈膜而下通于肝，肝如春木甲拆之象。经曰：肝为将军之官，主藏魂。肝凡七叶，而胆附于肝之短叶，胆为清净之腑，有上口而无下口，又谓之青肠。"这段文字就是脏腑解剖与藏象学说结合而成的。其中"肝凡七叶"似乎难以理解，因为肝的解剖大体形态是分二叶。但是，现代按半肝、叶、段三级划分，可将肝分为六个部分，临床上常按此种划分方法进行肝部分切除术。这说明该内景图的叙述已经渐渐接近现代解剖学了。

《医学寻源》一书辑录了较为系统的临床诊疗所需的相关重要资料，下卷后半部分是郑氏个人的临证经验。该书创见虽然不多，但是以扶阳立论，将相关的脉理、察色、诊断、医论医理等内容收集整理，对于系统理解明清"温补学说"有一定的帮助，郑氏倡导固护阳气的理论，对姜附等温阳固护元气之药有颇多发挥。郑氏在《调元小引》一节中提出"今人阳虚十居八九"，在《论脏腑分阴阳》中提出"医能补阳，十个能医九个生"，"以余度之，补先天必须温肠胃、暖丹田，故水中之气即真气，气中之水即真阴，所以水脏暖，气自旺，津液上升，五脏受荫，真阴自生，百病不染"。郑氏以温补肾脏为先，以健运脾胃为辅的治疗思路非常典型，明显深受明代张介宾的学术思想影响，尤其是张氏"善补阳者，阴中求阳"等理论，而其辑录的文章很大一部分来源于《类经图翼》等张介宾的名著。

近年来，中医扶阳学派兴起，而此书可作为参考与借鉴，给后世学者一个简明系统的学习途径。此书主体虽系收集整理，亦可见辑录者用心所在，以及其所倡导的暖丹田、补水脏学说之源流。强调肾中真阴真阳的重要作用，以暖水脏、温肠胃入手治疗各类病证，与清代名医黄元御的学术观点也有类似之处，值得深入研讨。

总 书 目

I

本　草

方　书

卫生编

袖珍方

仁术便览

古方汇精

圣济总录

众妙仙方

李氏医鉴

医方丛话

医方约说

医方便览

乾坤生意

悬袖便方

救急易方

程氏释方

集古良方

摄生总论

辨症良方

活人心法（朱权）

卫生家宝方

寿世简便集

医方大成论

医方考绳愆

鸡峰普济方

饲鹤亭集方

临症经验方

思济堂方书

济世碎金方

揣摩有得集

亟斋急应奇方

乾坤生意秘韫

简易普济良方

内外验方秘传

名方类证医书大全

新编南北经验医方大成

临证综合

医级

医悟

丹台玉案

玉机辨症

古今医诗

本草权度

弄丸心法

医林绳墨

医学碎金

医学粹精

医宗备要

医宗宝镜

医宗撮精

医经小学

医垒元戎

医家四要

证治要义

松厓医径

扁鹊心书

素仙简要

慎斋遗书

折肱漫录

丹溪心法附余

IV